ason N. Crosson

Richard L. Lindstrom

丛书主编　理查德·L.林德斯特伦

临床眼科袖珍指南丛书

玻璃体视网膜手术
袖珍指南

The Pocket Guide to
Vitreoretinal Surgery

主　编　〔美〕杰森·N.克罗森

主　译　何　伟　徐　玲　林铁柱

天津出版传媒集团
天津科技翻译出版有限公司

著作权合同登记号：图字：02-2022-018

图书在版编目(CIP)数据

玻璃体视网膜手术袖珍指南/(美)杰森·N.克罗森
(Jason N. Crosson)主编;何伟,徐玲,林铁柱主译
. —天津:天津科技翻译出版有限公司,2023.4
(临床眼科袖珍指南丛书)
书名原文: The Pocket Guide to Vitreoretinal
Surgery
ISBN 978-7-5433-4303-0

Ⅰ.玻… Ⅱ.①杰… ②何… ③徐… ④林…Ⅲ.
①玻璃体疾病-视网膜疾病-眼外科手术-指南 Ⅳ.
①R779.63-62

中国版本图书馆 CIP 数据核字(2022)第 258233 号

中文简体字版权属天津科技翻译出版有限公司。

授权单位:SLACK Incorporated
出　　版:天津科技翻译出版有限公司
出 版 人:刘子媛
地　　址:天津市南开区白堤路 244 号
邮政编码:300192
电　　话:(022)87894896
传　　真:(022)87893237
网　　址:www.tsttpc.com
印　　刷:天津海顺印业包装有限公司
发　　行:全国新华书店
版本记录:787mm×1092mm　32 开本　5.25 印张　120 千字
　　　　　2023 年 4 月第 1 版　2023 年 4 月第 1 次印刷
　　　　　定价:48.00 元

(如发现印装问题,可与出版社调换)

译者名单

主译　何　伟　徐　玲　林铁柱

译者(按姓氏汉语拼音排序)

　　车慧欣　胡　兰　蔺云霞　刘娟红

　　刘晓陈　田　甜　王　琳　朱平利

主编简介

　　杰森·N. 克罗森(Jason N. Crosson)医师是阿拉巴马州伯明翰市阿拉巴马州视网膜咨询公司的一名视网膜外科医师，他是阿拉巴马大学伯明翰医学院眼科系的助理教授。他曾在美国空军圣安东尼奥统一服务健康教育联盟完成眼科住院医师培训，并在军队担任眼全科医师3年。他在阿拉巴马州视网膜咨询公司和阿拉巴马大学伯明翰分校完成了视网膜专科培训。

编者名单

Michael A. Albert, MD
Retina Consultants of Alabama, P.C.
Associate Professor
Department of Ophthalmology
The University of Alabama at Birmingham School of Medicine
Birmingham, Alabama

Richard M. Feist, MD
Retina Consultants of Alabama, P.C.
Associate Professor
Department of Ophthalmology
The University of Alabama at Birmingham School of Medicine
Birmingham, Alabama

John O. Mason III, MD
Retina Consultants of Alabama, P.C.
Fellowship Program Director
Associate Professor and Director of the Retina Service
Department of Ophthalmology
The University of Alabama at Birmingham School of Medicine
Birmingham, Alabama

Martin L. Thomley, MD
Retina Consultants of Alabama, P.C.
Associate Professor
Department of Ophthalmology
The University of Alabama at Birmingham School of Medicine
Birmingham, Alabama

中文版前言

自1972年罗伯特·马舍默(Robert Machemer)医师发明17G玻璃体切割术以来，不乏相关鸿篇巨制翔实地记录了玻璃体切割术的诊疗方法，包括技术设备不断更新及诸多玻璃体视网膜手术先贤的经验。这些作品充分体现了人类的卓越才智，但很多因其篇幅巨大、道理晦涩，并非适合玻璃体切割术的初学者。

杰森·N.克罗森(Jason N. Crosson)医师主编的《玻璃体视网膜手术袖珍指南》语言通俗，将深奥的玻璃体切割术描述得如此直观。基于"口袋书"的理念，本书篇幅简短，且非面面俱到，但紧密围绕玻璃体切割术展开，重点突出，简单如术前消毒，复杂到脱位人工晶状体的处理，都可让读者直接了解各种操作的精髓，如同一名培训老师口述玻璃体视网膜手术。

本书介绍了视网膜手术的诸多操作技巧，重点在于打造手术医师框架思维，无论你是一名住院医师，还是视网膜专修医师，抑或你已经是一名可独立进行视网膜手术的高年资医师，都会从本书获益。

为了还原本书原文精简通俗的本义，我们力求做到"信、达、雅"，认真反复校稿多次，但难免还可能存在值得商榷的地方，敬请各位读者不吝赐教，并给予批评指正。

主持并参与翻译的各位同事，为翻译本书倾注了大量的心血，使其完美呈现，他们是功不可没的，再次向他们致敬。

何伟　孙珍　林铁柱

2022 年 10 月 20 日

序　言

　　许多视网膜专修医师在其最重要的两年专科培训开始时，可能会感到忧虑、兴奋和犹豫。自从 1997 年我在宾夕法尼亚州费城的 Wills 眼科医院（Wills Eye Hospital）培训以来，世界上很多手术方法都发生了变化，但仍有一些保持原样。目前正在培训的和未来即将接受培训的视网膜专修医师，以及本书的作者和我的感受完全相同。一名视网膜专修医师需要适应每个严苛的培训计划，这的确让人望而生畏。

　　视网膜内科及外科都在以惊人的速度发展，这可能会让专修医师不堪重负，对其真正理解视网膜基础知识造成一些障碍。在进行手术实际操作之前，专修医师需要学习视网膜专科的入门基础知识，这很关键。据我观察，专修医师具有一个共同的特点：期望参与手术的同时却又不熟悉视网膜相关的基本原理、历史和技术，就好比副驾驶首次飞行时没有检查航线或天气，在这种情况下，机长很可能不会让他驾驶，因为机长需要对每位乘客负责。同理，我们上级医师也需要对患者负责。

　　本书可以真正地帮助视网膜专修新手夯实基础知识，例如术前准备、铺单和调整头位等。这些简单步骤，对新手医师会有很大帮助，让其避免"胆战心惊"。专修医师不仅要学习手术指征,还要学习手术操作的原则及技巧,如巩膜扣带术。通过对本书的学习,专修医师可以掌握视网膜手术的精髓。

本书不仅介绍了这些核心技术,还分享了 5 位不同背景临床医师的经验及各自的方法。在许多庞大而繁忙的培训项目中,用多种不同的方法解决相同的问题是很常见的,比如我们在密苏里州圣路易斯的项目。这对参与培训的双方都有巨大的价值。本书介绍了多种不同的观点和经验,并详细地阐明了其原则,这些内容会让所有读者受益。正如作者们所指出的,可视化和不同的广角观察系统的实践已经彻底改变了视网膜领域。术者的视线必须进出眼球才能看到自己的操作。事实上,可视化是视网膜手术最重要的组成部分之一。如果你看不到,你的上级医师也观察不到,那么患者很可能也将再也看不见了。

视网膜专修医师会有很多机会在各种会议上看到许多专家发表讲座或演示视频。跟随这些有影响力的视网膜手术医师学习,然后用自己认为最有效的方法工作。去理解复杂的事物,然后再自己简化。不要害怕质疑这些专家,最有名的方法不一定是最好的方法。自信孕育卓越,这是医学和护理学的关键。

本书的特殊之处在于它包含了历史、经验及深刻的见解。花时间阅读和分析这本书,你不仅会受益,也会让未来的患者受益。这本书可能很快就会读完,就像专修期一样,时间是有限的。我告诉我的专修医师:专修阶段只有 720 天,要让每一天都过得有意义;这本书只有 100 多页,要从每一页都有所收获。做好这两件事会让你在玻璃体视网膜手术医师的职业生涯中稳步迈进。祝大家好运,并祝愿你们现在及未来有良好的职业发展。请认真阅读这本书,因为它的核心目的是教育、扩展知识和培养未来一代的视网膜病专家。

Gaurav Shah, MD
视网膜研究所合作人
密苏里州圣路易斯

前　言

　　关于玻璃体视网膜手术的教科书有很多。这些资源当然有用，并占据了一席之地，但这些书往往介绍得十分详细，有的还显深奥。如果你是一个对视网膜疾病感兴趣的住院医师或低年资视网膜专修医师，会同我刚开始进入这个领域学习时一样，真正期望的是一本包括视网膜手术实质性内容的初级读物，更想学习的是基础知识。这就是本书的宗旨：在低年资专修医师及对视网膜疾病感兴趣的住院医师刚接触视网膜手术时，为他们提供一个入门的指导。

　　这些基础知识构成了各个简短的章节，每个章节的核心内容是视网膜手术。我们从基本玻璃体切割术开始，快速地转入每类手术所需要掌握的操作基本概念和技巧。这本书并非包罗万象。如前文所述，有许多经典的教科书详细地介绍了这些步骤。本书能帮助你在概念和实践上了解视网膜手术，为第一例视网膜手术做好准备。

　　本袖珍指南故意使用了非正式语言，使其更容易理解，让你感觉像是一位高年资专修医师在教你视网膜手术的基本操作。你会注意到本书中经常使用第一人称的复数"我们"。本书的大部分内容都是我写的，但之所以用"我们"，是因为每一位作者（他们都是视网膜手术领域的专家）在本书的构思上都提供了帮助。本书的作者们加在一起共拥有 93 年的玻璃体视网膜手术经验,曾在 Bascom Palmer 眼科研究所(迈阿密,佛罗里达)、爱荷华大学(爱荷华市)、Wills 眼科医院和阿拉巴马大学伯明翰分校等机构接受过培训。本书总结了多位专家在该领域的智慧,交谈式的风格通俗易懂。

在开始前还有一点需要提及,即本袖珍指南中描述的每种手术都有许多不同的方法。不要把本袖珍指南当作教条来理解,只需将其作为视网膜手术的入门书籍——一个起点。我们描述了各种手术中最常用的方法,并试图在此过程中提及其他方法,袖珍读本不可能涵盖所有的方法。每位作者的不同的培训背景及经验使这本入门书籍有了一定的广度;我们所提供的不是一位作者的观点,而是多位手术医师的观点,他们会经常采用不同的方法处理类似的问题。我们希望这本袖珍指南能对你的手术培训产生有意义的影响。祝阅读愉快!

Jason N. Crosson, MD

献　词

　　献给所有即将阅读此书,并如我们一般热爱视网膜的住院医师和专修医师们:对于视网膜手术这个了不起的亚专业,我们希望这本初级读物能够开启你的培训课程并激发你的兴趣。

目 录

共同交流探讨
提升专业能力

医学资讯 获取眼科领域专业信息，有效拓展知识储备。

行业社群 加入本书专属读者社群，交流探讨专业话题。

推荐书单 领取眼科专业参考书单，精进你的专业能力。

操作步骤指南

微信扫描右方二维码，选取所需资源。如需重复使用，可再次扫码或将其添加到微信"📦收藏"。

扫码添加智能阅读向导
助你实现高效阅读

第1章

玻璃体切割术的准备：如何开始

视网膜手术的第一步几乎都是玻璃体切割术，目的是切除玻璃体。在视网膜专修医师培训的后期，基本的玻璃体切割就像系鞋带一样容易，会成为一种习性而不需要考虑准备工作及手术动作。然而，在刚开始接触手术时，需要牢记一些要点，你的学习会更轻松。

术前检查和准备

尽管本书是关于手术的介绍，但在开始之前，我们有必要简要地讨论一下术前检查及计划。全面且详细的眼部检查十分重要。在广角系统观察下行现代玻璃体切割术，会让部分医师偷懒，术前检查轻松带过，计划在术中进行更彻底的眼部检查。然而，详细的术前检查会对患者手术方式的制订产生极其重要的影响。视网膜脱离的位置在哪里？视网膜裂孔的位置在哪里？患者是自然晶状体眼，还是人工晶状体眼？术后是否能保持体位？这些关键的问题都影响着手术及麻醉

1

方式的选择。对于晶状体脱位(半脱位或全脱位)的患者,将人工晶状体放置在何处?这也会影响人工晶状体度数计算及类型的选择。患者多大年龄?角膜状态怎样?这些会影响选择前房型人工晶状体,还是巩膜固定型晶状体。患者是否应用了抗凝药物?这会提示患者是否有潜在出血的风险,并可能影响麻醉方式的选择。糖尿病患者,之前是否做过全视网膜激光光凝?术前进行激光治疗或玻璃体腔注射抗血管内皮生长因子药物是否对患者有益?在进入手术室之前,你必须知道这些关键问题的答案。不要偷懒,一定要进行详细的眼部检查。

此外,还需要对患者进行全面的病史采集及体格检查[1,2]。我们建议患者的家庭医师来完成此项工作。患者如果有任何心脏病史,便需要在术前接受心脏评估。麻醉师需要这些信息对患者的麻醉风险进行安全评估。任何人都不想在手术台上失去患者。当然,也有例外——在紧急情况下(如眼内炎),医师不可能获取太详细的相关信息。这时,当务之急是保住患者的眼球,此时就只能依赖麻醉师的评估,保障患者麻醉的安全。

一旦完成了详细的眼科及体格检查,便可以准备进入手术室了。接下来,我们来谈一下手术。

头位摆放

如同在白内障手术培训中所学到的,视网膜手术的每一步都决定着下一步。当然,患者的体位对此也有影响。在住院医师培训阶段,你可能已经习惯于坐在患者的颞侧进行白内障手术操作。但视网膜手术却不同,多数时候需要坐在患者的头顶侧，这就意味着鼻梁可能会妨碍眼后节某些区域的操作。我们建议患者的头部与地面平行，稍向术眼对侧倾斜。比如，行左眼手术时要确保患者鼻子、眉毛和下颌的平面基本一致（平行于地面），然后让患者头部略向右侧倾斜，这样会让你避开患者鼻梁，便于右手眼内操作。没有鼻梁的干扰，更容易将器械放平。同时，还要确保患者的面部不要向下倾斜，因为这样会使上方玻璃体的切割变得困难，甚至会影响黄斑区的操作。最后，不要忘记用绑带固定患者的头部。如果忘记了，患者麻醉清醒时会猛然抬起头！

碘附消毒准备

在大多数机构，护士可能会为你做好眼部术前准备。我们稍提醒一下，住院医师或专修医师须注意术前的准备工作，并确定自己充分掌握如何进行术前准备。当你独立进行手术时，你有责任确认配台护士做了充分的术前准备。做好消毒的关键是使用碘附（聚维酮碘），并仔细清洁睫毛[3]。这不难做到，而且很难搞砸，但如果忘记消毒或消毒不仔细，就可能会发生眼内炎！

睫毛的处理

同样，确保没有睫毛暴露在无菌区域内也很重要。器械进出套管时，你最不希望看到的就是在套管旁发现一根暴露的睫毛。这是灾难的前兆。尽管眼内炎在视网膜手术中很少见，但它可能发生[4]。进行眼部铺单时，我们会使用两根棉签翻转睑缘和睫毛，让其远离眼球，然后使用 Tegaderm 抗菌透明敷料(3M)将睫毛牢牢地固定住。在内眦角处紧压 Tegaderm 敷料,确保封闭良好(密封不严会让水分溢出,导致广角镜头起雾),用洞巾剪剪开 Tegaderm 膜,放置开睑器。其他手术医师可能会使用其他一些有效方法,这没什么问题,只要确保知道如何合适地进行准备和眼部铺单。如果我们发现睫毛暴露,可以使用无菌条(Nexcare)将睫毛固定到无菌区外。如果有仪器碰到睫毛,也丢到无菌区外。仪器存在任何污染的问题,无论出于何种原因,若该仪器已经在眼内使用了,就应考虑进行预防感染治疗,玻璃体腔注射 0.1mL 无防腐剂的莫西沙星注射液(5mg/mL)。应避免球内注射万古霉素,因其可能导致罕见的出血性阻塞性视网膜血管炎[5]。上述这些简单的步骤可以防止严重问题的发生。

开睑器的选择

选择开睑器是另一个简单却又经常被忽略的术前准备工作。对于大多数病例,我们喜欢使用标准的 Barraquer 开睑器(图 1-1)。它的优点是侧面积小,当医师位于患者头顶侧,经鼻上和颞上的套管进行手术操作时,此种开睑器不会产生干扰。对大多数病例,此种开睑器所暴露的眼球范围足够进行各种视网膜手术操作。然而,对于一些睑裂特别小的患者,Barraquer 开睑器就不适合了,如果你坚持使用,会发现很难放置玻切套管,眼内器械每次进出套管都会遇到困难。Lancaster 开睑器可以像老虎钳一样张开,让小睑裂患者的眼球暴露更大。行玻璃体切割术操作会很顺利。其他手术医师可能会喜欢其他不同类型的开睑器,之前所提到的开睑器也并没什么神奇之处,你只需要拟定一个备选方案,以防常用的

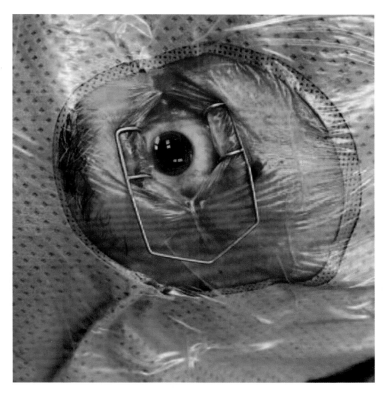

图 1-1　Barraquer 开睑器：注意 Tegaderm 透明敷料怎样覆盖住睫毛及密闭鼻侧眉弓。如果此处的敷料不严密，广角镜头上就会很容易起雾。

开睑器不能提供足够的眼球暴露。

角膜保护

在介绍手术之前，需要重点讲一下角膜的保护。我们常喜欢开玩笑说，相对于视网膜，角膜的重要性会差一些，毕竟，它更像一块挡风玻璃。但是，如果角膜干燥，术者的可视性就会变差。角膜干燥会很快引起角膜水肿，有时需要刮除角膜上皮才能看清视网膜，但最好还是尽量保持角膜湿润，避免中央上皮的缺损。放置开睑器后立即使用角膜保湿剂（某种黏弹剂）。在手术过程中很难保持眼后节的最佳可视状态——不要因忘记一个简单步骤而导致角膜干燥。

显微镜的工作流程及玻璃体切割机的设置

在开始有趣的部分之前（实际上是以放置玻切套管为手术开始），熟悉显微镜和玻璃体切割机很重要。显微镜的脚踏和在白内障手术培训时所使用的一样，这里不再赘述。需要熟悉显微镜的 X–Y 轴调节，以及倍率和焦距。在视网膜手术中，医师需要不断地调节焦距和 X–Y 轴让可视性最佳。玻璃体切割机的脚踏操作也很容易，在手术的大部分时间，要么不需要踩脚踏，要么要将脚踏踩到底。和白内障手术一样，脚踏可以进行程序设定，如踩得越深，产生的负压越高，也可设定为根据踩踏幅度调节切割速率。对于现代微创玻璃体切割术来说，这并不困难。在切速接近 10 000 次/分时，你无须考虑太多，即使负压很高，玻璃体切割机切头的作用范围（有效切割的区域）也有限，不会误吸其他组织（如视网膜）[6]。因此，大多数时候我们会将脚踏一踩到底，玻璃体切割术的脚踏操控的确不需要太多技巧（仍有例外存在）。脚踏上的其他按钮也可以增加控制指令，我们不讨论它们的具体位置，因为这可以根据个人的喜好设定。例如，一个按钮可增加眼内压（辅助止血时可以将眼内压增至 60mmHg，约为 8kPa），一个按钮可开关电凝，一个按钮可打开相应的回吐，一个按钮可调节玻璃体切割模式（如中轴部切割模式、削切模式）。与显微镜脚踏一样，你只是需要花点儿时间来适应玻璃体切割机脚踏上这些功能按钮的位置。

学习准备和设置玻璃体切割机非常重要。玻璃体切割机的类型有很多种，详细讨论设备的设置超出了本初级读物的范畴。我们建议你花点儿时间在手术室与技术人员交流一下，学习每台设备的使用方法。当你独自一人时，如果机器出现问题需要检修，那么你责无旁贷。

玻切套管放置的基础知识

现在，你已准备好开始了。几乎所有视网膜手术的第一步都是放置玻切套管。这个步骤很简单，但也容易犯错，最常见的是切口渗漏。放置套管时，一定要推开结膜（图 1-2），可以让结膜与巩膜的穿刺口在手术结束取出套管后发生错位，这样有助于伤口闭合，理论上可以防止细菌进入玻璃体腔。有多种方法放置套管，我们习惯斜行插入，入口与巩膜平面成30°~45°。经过部分巩膜后再改变方向，垂直插入玻璃体腔，整个动作要求从容、自然、连贯和稳定（图 1-3）。要想获得理想的切口结构，套管刀的平面应与巩膜相切。若刀以另一角度倾斜会导致切口形态欠佳，术后则可能出现渗漏。一些视网膜医师喜欢做正切切口，套管刀以 15°~20°的角度直接插入玻璃体腔[7]。当然，还可以选择做垂直于巩膜的径直切口，但手术结束时需要进行缝合以防止切口渗漏和低眼压。在大多数患者中，斜行切口可获得令人满意的伤口自闭。

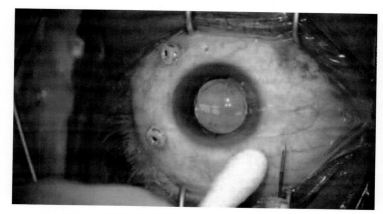

图 1-2 用棉签推开结膜,套管刀先以 30°角斜插入巩膜,然后再垂直插入玻璃体腔,制作的切口具有斜角和双平面。

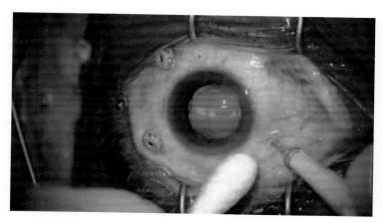

图 1-3 调整套管刀方向,与巩膜垂直,再从容地插入玻璃体腔。

在自然晶状体眼和人工晶状体眼上放置套管的方法略有不同。作为专修医师(或主治医师),你绝对不想操作时碰到晶状体。如果放置套管时就误伤了晶状体，这样的开始确实令人沮丧。幸运的是，只要足够小心，就可以轻易地避开晶状体。对于自然晶状体眼，套管的放置位置为角膜缘后 4mm 处。在人工晶状体眼，套管可以放置于角膜缘后 3.5mm。通常，大多数套管刀的尾部带有测量尺，可以用来精确测量角膜缘后 3.5mm 或 4mm 的距离（尾部上的标记实际为 3mm 和 4mm）。尽管有争议，但一般会将套管放置于角膜缘后 4mm 处。毕竟，角膜缘后 4mm 对应的是睫状肌平坦部，一般不会损伤睫状突并导致玻璃体积血。我们团队中有一些医师会在角膜缘后 4mm 处进行常规套管切口，而另一些医师仅在自然晶状体眼中会将套管切口制作在角膜缘后 4mm，而在人工晶状体眼中则将切口制作在角膜缘后 3.5mm 处。当然还有一些例外（如儿童眼、前部环状牵拉性玻璃体视网膜病变等）。在自然晶状体眼中插入套管时，针尖不要指向眼球中心，而应与巩膜垂直，通道方向略向后朝向视神经，远离晶状体。另外，确保距离测量是从角膜缘开始的，血管翳很容易误导套管放置过于靠前。

现在，我们来讨论一下玻切套管的纬面位置。一般来说，灌注位于颞下方，另两个套管分别位于鼻上方和颞上方。我们建议灌注套管略偏于颞侧，因为在一些眼球（尤其是小睑裂）中，灌注管靠近下方可能会不断地与开睑器触碰。灌注管偏向颞侧放置，可以避免触碰下睑或开睑器而将管道夹紧，不会影响眼球的活动度。其他位置的套管放置，一定程度上取决于个人喜好。有些医师喜欢将另两个套管贴近 3 钟点和 9 钟点位放置。如果这样放置，建议将患者头部向术眼对侧偏斜 15°。否则，患者眉部会妨碍手术操作。我（JNC）个人喜欢在靠近 10 钟点和 2 钟点位放置套管，感觉更自然，鼻侧位的手受眉弓的限制会比较少。我们团队的其他几位医师则更喜欢把套管放置在 3 钟点和 9 钟点位。建议你将两种方法都试一下,在不同的套管位置都要有信心完成手术。例如,如果一名视网膜脱离患者的裂孔在 2 钟点位,我会将套管的位置调整到近 3 钟点及 9 钟点位,使器械更容易伸达裂孔位置来解除玻璃体牵拉,进行裂孔标记和眼内光凝。另一个要点我们之前提到过,患者头部前倾会影响器械触及上方的玻璃体。实际上,采用轻度的特伦德伦伯卧(头低脚高)位可以让你更容易触及上部玻璃体。因此,对于上方视网膜脱离的病例,需要仔细考虑套管的放置位置和患者头位。这个例子可以说明视网膜手术的每个步骤都将影响下一步,提前精细准备可以让手术更顺利地完成。操作应灵活,而不要蛮干。

现在聊一下灌注。对于视网膜手术,灌注就是一切。这种说法似乎言过其实,但灌注对于视网膜手术至关重要却是事实。如果失去灌注或异位,将会酿成灾难!没有良好的固定及有效的灌注,视网膜手术将无法完成。因此,手术开始前需确认灌注是否良好。放置好玻切套管后,打开灌注,手术医师需要确认灌注流动良好,如果灌注液内有气泡,此步操作可以在灌注头插入套管前排净气泡。接下来,关闭灌注,将灌注头插入颞下方套管。一只手用 0.3mm 显微镊(任何类型的镊子都可以)固定套管,另一只手轻轻地将灌注头插入套管,直至灌注头锁紧在位(图 1–4)。然后,关闭显微镜照明,在光导纤维照明下通过瞳孔区直接观察,确认灌注头已进入玻璃体腔。这一步非常重要,特别对于泡状视网膜脱离,有时可以通过脱离的视网膜看到灌注头,对于这种病例需要仔细检查,我们不希望见到视网膜下灌注。一旦发现灌注头位于视网膜下,可以选用长灌注头(6mm)以确保灌注位于玻璃体腔。或

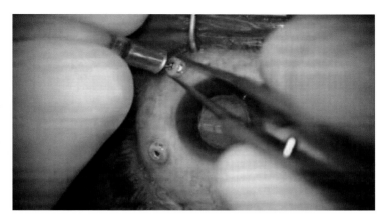

图 1-4　一只手用镊子固定套管，另一只手轻轻地插入灌注头直至锁定。

者，改变灌注切口的位置远离泡状脱离区。此外，如果不能确定灌注头是否位于视网膜下，或者有组织覆盖于灌注头表面，可以先用光导纤维插入灌注套管，通过手术显微镜来观察。如果可以看到清晰的、活动度良好的光导纤维，便确认灌注头安全地位于玻璃体腔，可以插入灌注头并打开灌注，准备进行玻璃体切割术。

参考文献

1. Walters G, McKibbin M. The value of pre-operative investigations in local anaesthetic ophthalmic surgery. *Eye.* 1997;11:847-849.
2. McCannel CA, Nordlund JR, Bacon D, Robertson DM. Perioperative morbidity and mortality associated with vitreoretinal and ocular oncologic surgery performed under general anesthesia. *Trans Am Ophthalmol Soc.* 2003;101:209-215.
3. Speaker MG, Menikoff JA. Prophylaxis of endophthalmitis with topical povidone-iodine. *Ophthalmology.* 1991;98(12):1769-1775.

4.　Chen G, Tzekov R, Li W, Jiang F, Mao S, Tong Y. Incidence of endophthalmitis after vitrectomy: a systematic review and meta-analysis. *Retina*. 2019;39(5):844-852.

5.　Witkin, AJ, Chang DF, Jumper MJ, et al. Vancomycin-associated hemorrhagic occlusive retinal vasculitis: clinical characteristics of 36 eyes. *Ophthalmology*. 2017;124(5):583-595.

6.　Dugel PU, Zhou J, Abulon DJ, Buholtz DC. Tissue attraction associated with 20-gauge, 23-gauge, and enhanced 25-gauge dual-pneumatic vitrectomy probes. *Retina*. 2012;32(9):1761-1766.

7.　Mohamed S, Claes C, Tsang CW. Review of small gauge vitrectomy: progress and innovations. *J Ophthalmol*. 2017:6285869. Published online May 10, 2017. doi:10.1155/2017/6285869.

扫码获取
· 医学资讯
· 行业社群
· 推荐书单

第 2 章

基础玻璃体切割术：
可应用于所有视网膜
手术的基础技术

本章将全面介绍玻璃体切割的基础技能，这些技术适用于每台玻璃体视网膜手术。后面的章节将会针对不同的玻璃体视网膜手术做专门的介绍。然而，基础玻璃体切割技术会为后续特定疾病的玻璃体视网膜手术做好准备。

中轴部玻璃体切割

玻璃体切割的第一步就是切除中轴部的玻璃体。首先从一侧套管伸入光导纤维，从对侧套管伸入玻切头。大多数手术医师喜欢用非优势手持光导纤维，以优势手持玻切头。双手都能熟练操作，特别在自然晶状体眼中，完成玻璃体切割绝对需要用非优势手持玻切头进行玻璃体切割。此外，对右眼手术时以右手持玻切头，而对左眼手术时则以左手持之，这样可以避免高眉弓对术者手部活动的限制，颞侧手执玻切头还可以避免患者鼻部的影响，让术者手部运动更加自如。可在显微镜直视下清晰地看到手术器械通过套管进入眼内，然后将广角镜头悬于术眼上方。镜头尽量靠近患者眼球，但也不要太近，因为太近会让镜头表面产生水雾。简而言之，做过几个病例后你就会对镜头到底应该距离眼球多远有一些感觉。然后，关掉显微镜照明，利用脚踏控制显微镜向下聚焦在视神经。聚焦清晰后，用脚踏控制镜头略微靠近眼球以获得更广泛的可视范围。通常，用光导纤维直接向后照亮视网膜，如果可视范围较窄，可稍微后撤光导纤维，扩大照明范围。现在可以踩下脚踏进行玻璃体切割了。中轴部玻璃体切割的意思就是切割中央部的玻璃体(图 2-1)[1]。只需要把脚踏踩到底并保持眼内器械处于玻璃体腔的中心就可以了。只要能看到玻璃体移动，保持玻切头不动继续切割就可以了。进

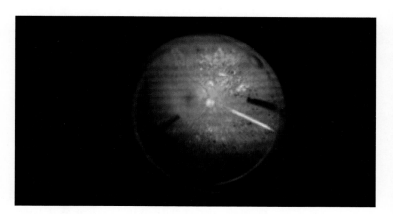

图 2-1　中轴部玻璃体切割：玻切头和光导纤维通过套管进入眼内，聚焦于视网膜，用玻切头切除中轴部玻璃体。

行中轴部玻璃体切割时不需大幅移动眼内器械，这可能会撕裂视网膜。当发现玻璃体运动减慢时，可以绕着玻璃体腔中心轻柔地移动玻切头和光导纤维，同时保持脚踏踩到底。整个过程需要 1~2 分钟。

怎样在眼内移动器械

无论是中轴部还是整个玻璃体切除，光导纤维和玻切头都需要协同移动。在眼内同时移动两种器械很容易。光导纤维向右移动时，玻切头也稍向右移动；玻切头移向下方视网膜时，光导纤维也稍向下方移动。此外，如果想在眼内朝某个方向移动，器械直接伸达会更简单，而不是扭转眼球。扭转眼球往往会减少可视范围。在显微镜下直视，不要上下扭转眼球，观察会更好一些。光导纤维直接伸达想要观察的位置，而不是朝那个方向拽拉、倾斜、摇晃或旋转眼球。略微转动眼球会有助于观察更周边的部位，但是大多数情况下，器械应直接伸达而不是摆动眼球。现在讨论术者的双手放置，大部分手术是在患者清醒状态下进行的，术者须将双手放在患者头上。我们建议以第四和第五手指固定于患者头上，可以让术者的手部更稳定，更好地进行黄斑部手术操作，同时可以避免因患者活动导致的手术器械损伤视网膜。

制作玻璃体后脱离

很多病例的玻璃体后皮质已经和视网膜发生分离，即玻璃体后脱离（PVD），此时就不需要制作 PVD。然而，制作 PVD 在大部分病例中都很关键[2]。特别是在糖尿病视网膜病变中，

PVD 的制作是整个手术的重点[3]。制作 PVD 时尽量将玻切头靠近视乳头(但不要触碰),玻切头开口背对视盘,此位置有玻璃体纤维黏附于视盘表面(图 2-2)。关闭切割模式,打开负压吸引,设到最高值[650mmHg(1mmHg≈0.133kPa)]。将脚踏踩到底,玻切头沿着视网膜表面轻轻扫动,再慢慢上提玻切头。目的是吸住视乳头上 Weiss 环的边缘,将它从视乳头上拽下来。通常需要反复尝试几次。有时可以稍微旋转玻切头绕着视神经在不同方向进行吸拉,松动玻璃体黏附。将眼内压升高至 60mmHg 左右,可以避免灌注不充分导致的眼球变瘪,同时有利于玻切头吸住玻璃体。

制作 PVD 时应该考虑使用曲安奈德。曲安奈德颗粒附着于玻璃体胶原网上而使玻璃体染色,勾勒出视乳头周围玻璃体的轮廓,使确切了解怎样朝向玻切头才能获得高效的后部

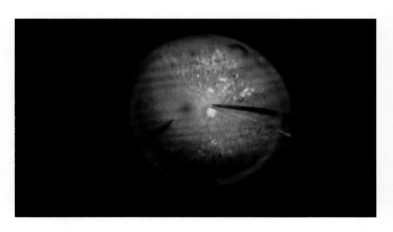

图 2-2　制作玻璃体后脱离:只打开玻切头的抽吸功能,把玻切头置于视乳头上方,玻切头开口背对视乳头,然后沿着视网膜扫动并向外、上提拉。

玻璃体吸引变得更简单(图 2-3)。当不能准确判断玻璃体后界膜是否被抬起时,可以注射一点儿曲安奈德来确认。吲哚菁绿(ICG)染色也很好用,可以帮助确认玻璃体后界膜是否被吸起。与曲安奈德不同,ICG 不会附着于玻璃体胶原上,但若玻璃体凝胶仍旧黏附在位,ICG 的活动可以帮助勾勒出玻璃体形态。若后部玻璃体已经被切净,ICG 染料会直接沉入眼球后部,并且吸引时会直接流入玻切头。如果没有发生 PVD,会看到玻璃体中的 ICG 染料随着玻切头切割发生颤动(图2-4)。要知道 ICG 染料有一定的毒性,使用时只能在眼内短暂停留(大约 30 秒)。我们只在准备行内界膜染色的病例中使用 ICG,例如玻璃体后脱离并不明确的黄斑前膜。

　　或许现在是时候告诉大家关于视网膜的另一个真相:不是所有人的玻璃体凝胶都一样。一些人的玻璃体非常黏(如

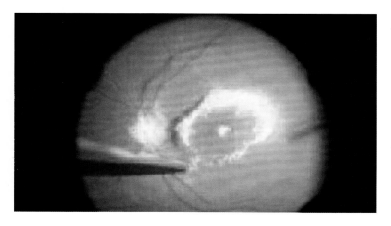

图 2-3　注射曲安奈德辅助观察严重的、明显可见的玻璃体黄斑牵拉。注意观察玻璃体后界膜在视盘的黏附被勾勒得很清晰。可以大胆和自信地用玻切头将玻璃体后界膜从视盘和黄斑区提起来。

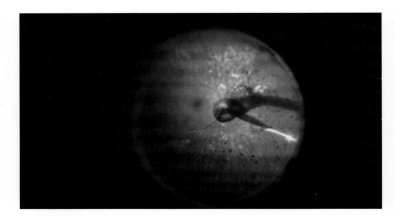

图 2-4 在这个病例中,玻璃体腔注入 ICG 来帮助确认玻璃体后界膜已不在。后面的章节将讨论用 ICG 作为染色剂剥除内界膜。

年轻人的玻璃体与视网膜粘连得非常紧密),而有些人的玻璃体却在 PVD 制作时一下就能成功。每只眼球都不一样,有时制作 PVD 确实比较困难。话虽这么说,但如果你把前面所提到的那些技巧都记牢,意志足够坚定,往往都能成功。

　　需要指出的是,有些情况并不需要制作 PVD。按理说,对于玻璃体混浊病例不需要制作 PVD,因为担心发生视网膜裂孔。此外,在自然晶状体眼,一些手术医师往往保留晶状体后的前部玻璃体,仅进行中轴部玻璃体的部分切除,理论上,减少对前部玻璃体的扰动可以降低白内障进展风险[4]。但是,若不制作 PVD,如果患者在随后的几年内发生 PVD,飞蚊症状就会反复。另一些病例,中央区的玻璃体会发生后脱离,但在中周部仍然存在紧密粘连。在这些病例(常见于黄斑裂孔或者玻璃体黄斑牵拉综合征)中,在玻璃体紧密粘连的区域最好只靠近视网膜进行削割，而不要牵拉或冒着多发性视网膜撕裂的风险。此外，在一些病例中，抬起玻璃体后界膜时一定要非常小心，特别是糖尿病患者。任何人都能揭起后界膜。在糖尿病病例中，真正的技术是一边小心翼翼地抬起玻璃体后界膜，一边注意观察伴有牵拉的新生血管区域，随后进行病灶分割（例如，通过切除视网膜新生血管周围的玻璃体凝胶将牵拉的区域分割开）。在糖尿病病例中，略微抬高一点儿后界膜，分割一点儿，抬高一点儿，再进行分割，重复这个步骤直至所有的后界膜被抬起，期望此过程不要发生视网膜裂孔。如果像做黄斑裂孔那样拖拽玻璃体，则会撕破视网膜。本章会有更多的关于糖尿病玻璃体切割术的介绍。

在讨论周边部玻璃体削切之前，还需要注意一点。此前我们简要地提到过对玻璃体混浊的切割治疗，尽管只是一提，但要强调，对有症状的玻璃体混浊进行玻璃体切割存在巨大争议。在 10~15 年以前，特别是微创玻璃体切割器械被应用于临床之前，人们是不会对有症状的玻璃体混浊进行玻璃体切割的，普遍认为这样做是非常危险和冒进的。有些手术医师目前仍坚持此观点。对于那些因玻璃体混浊导致生活质量明显下降且症状持续时间 6 个月（1 年更好）以上的患者，微创玻璃体切割术是一个安全有效的选择。有些患者因玻璃体混浊丧失了阅读和驾驶的能力，手术会给他们的生活质量带来巨大的提升[5]。实际上，这些是我们最愿意选择治疗的患者。需要说明的是，我们不建议对所有主诉飞蚊症的患者都进行玻璃体切割术，对手术患者的选择很重要。实际上，如果存在疑虑，最好不要做手术，手术医师从来不会因为没做某台手术而感到懊恼。

周边部玻璃体削切

　　一旦抬起玻璃体后皮质,下一步通常是削切周边部玻璃体。这一步的主要目的就是削切玻璃体直至基底部。前文提到的一些操作在周边部玻璃体切割同样适用。协同移动眼内器械至想切除的玻璃体部位,不要过于转动眼球(图 2-5 和图 2-6)。记住,这个动作更像是器械抵至而不是摇动眼球。环绕眼球四周缓慢移动器械,对各个钟点位的玻璃体进行削切。用光导纤维照亮玻璃体。想要更有效率,须将刀头开口面向玻璃体。刚开始时因为谨慎会将玻切头稍微远离视网膜一些,这很正常。新手在刚开始学习时,往往将大量的时间花费在吸除平衡盐液上,而不是切除玻璃体。除了保持玻切头的开口面向玻璃体, 还需要面向玻璃体移动而不是背向牵拉,背向牵拉玻璃体会对视网膜形成牵拉,导致视网膜裂孔[6]。如果术眼是人工晶状体眼,那么就可以将光导纤维直接伸到对侧照明切割区域。对玻璃体形成最佳照明后就可以有效地调整玻切头的朝向并进行移动。光导纤维和玻切头在眼内协同环绕眼球移动,用光导纤维照亮玻璃体。尽管光导纤维和玻切头协同移动很有效,但有时候光导纤维稍微后撤一点儿让照明范围广一些会更有效(正如之前在中轴部玻璃体切割部分所讨论的)。特别在自然晶状体眼,需在对侧以更弥散的光照亮玻璃体,不要太过眼球中线,否则可能会碰到晶状体导致白内障。人们对越过中线多少为太过很难给出建议,通常在换手前不要越过眼中线太多。随着手术经验的积累,你就能体会到可越过中线多远而不触碰晶状体。周边部玻璃体削切的另一个技巧是沿着钟点位对周边部玻璃体做放射状

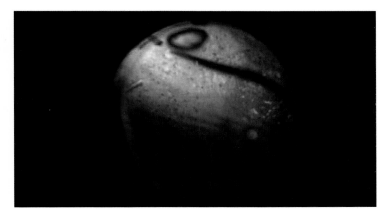

图 2-5　周边部玻璃体削切:光导纤维和玻切头同向协同移动。用光导纤维照亮玻切头前的玻璃体,玻切头的刀口朝向玻璃体使效率最大化。

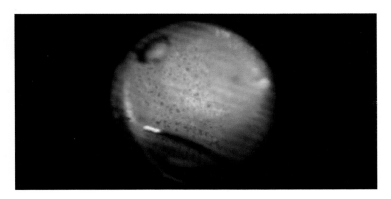

图 2-6　周边部玻璃体削切:光导纤维和玻切头协同同向移动,最小化扭转眼球,使视野最佳。

切割,依次按顺序完成每个钟点的切割。

　　当然,在特定病例中,周边部玻璃体削切还有很多注意事项,先简要地讨论一下。例如,视网膜脱离的特点是视网膜具有活动性,这时的参数设置需要降低负压增加切速,降低玻切头误吸视网膜的概率。此外,对视网膜脱离病例进行周边部玻璃体切割时,助手辅助进行巩膜外顶压很有用,顶压可以使脉络膜及巩膜贴近隆起的视网膜,减少视网膜的活动度。此时玻切头的开口仍应面向玻璃体并部分面向视网膜,注意不要与视网膜靠得太近以免造成医源性裂孔。也就是说,既要玻切头开口面向玻璃体,又要与视网膜保持合适的安全距离。在大多数视网膜脱离的病例中,会在巩膜外顶压的帮助下进行比较彻底的周边部玻璃体切割,但对于黄斑皱褶或黄斑裂孔的病例却不必要。在这些病例,你既不需要调整设置,也不需要在外顶压下进行周边部玻璃体削切。在视网膜领域,有一句名言:做你要做的,然后离开眼内。在眼内待的时间越长,犯错的概率就会越大。花费多余的时间去切割本不需要处理的玻璃体,会造成意外的视网膜裂孔、晶状体损伤和出血。此外,前文已经讨论过,在有些病例中,周边部玻璃体与视网膜粘连异常紧密。如果你的目的是去除黄斑皱褶,而且已经抬起玻璃体后界膜,但在中周部后界膜与视网膜粘住了,我们建议你尽量靠近视网膜修剪玻璃体,避免进一步牵拉玻璃体,这些牵拉会造成视网膜裂孔。修剪玻璃体,剥除黄斑皱褶,器械离开眼内。

　　特殊病例的周边部玻璃体削切还有其他的技巧,前面章节是一个合理的引言。已经讨论的这些概念会在后续的各种病例中帮助你。其他的要点会在后面讨论特定的玻璃体视网膜疾病时介绍。

液 - 气交换

　　很多玻璃体视网膜手术的另一个步骤是将眼内的平衡

盐液置换为气体。尽管有很多视网膜专家称之为"气-液交换",但这是一个错误的命名,这个过程实际是液体换成气体[7]。对于视网膜脱离、黄斑裂孔及很多其他病例,这是玻璃体切割的一个关键步骤。这一步相对简单,但是手术医师需要根据眼底所见的明显变化进行调整。下文将会介绍一些液-气交换的小技巧。

　　大多数情况下,我们会用金属头的笛针置换出眼内液体。一些手术医师更喜欢用软头笛针,这没有关系,软头毫无疑问会更安全,但效率会慢一些。其他一些手术医师会使用钝针头或玻切头主动吸引,此过程可以用脚踏控制交换的速度,这样操作会更高效,但要小心,如果主动吸引过强,很容易导致眼球塌陷。我们会在不同的情形下使用上述所有方法。本书的大部分章节都会讨论笛针的使用。需记住,金属头笛针、软头笛针或主动吸引是可交替使用的。控制脚踏主动吸除眼内液体,可以控制吸引的速度,而笛针是通过气体进入眼内而被动排出眼内液体。液-气交换时,更高的眼内压会让气体把眼内液体通过笛针或软头笛针挤到眼外,在此过程会看到晶状体后面出现气泡,气泡会在术野中移动,只需保持眼内的器械不动。液体换成气体的过程中,术野会短暂模糊,当气体跨到眼另一侧时,需要微调显微镜,重新聚焦,将光导纤维稍微上移,这样可以减少气液面的反光。稍微移动显微镜的 X 轴、Y 轴进行调焦,同时调整光导纤维让可视最佳。笛针伸入液体时,应该可以看到气液界面。为了进一步排出眼内液体,笛针必须伸入液体内。我们通常会将笛针头靠近视盘表面,这是最可靠的部位,会尽可能地排出眼内液体。在液-气交换开始时,我们会暂时地将眼内压升到 60mmHg,待手术顺利进行后,我们会降低眼内压以免对视神经造成损伤(我们必须承认青光眼的存在)。在眼内液体将近排净时，再次将眼内压升高至 60mmHg，这样会有利于将少量的残留液体排出。

在这里需要暂停一下，简要地提一下玻璃体水化对液-气交换的影响。不可避免的，玻璃体基底部都会残留一定量的玻璃体，持续的眼内灌注会让残余的玻璃体发生水化。因此，如果术中仅进行一次液-气交换，那么手术结束时眼内必然会残留液体，因为水化玻璃体中的水分仍然存在于眼内。如果想要得到最优化空气或气体填充，需在完成一次液-气交换后等几分钟再次排液，水化玻璃体中的水分会在此过程中流到眼后部。再次排液会让玻璃体腔变得更干燥，这样便可以获得更佳的气体或硅油填充，完成手术。

液-气交换中，我们对不同的病例有一些建议。在视网膜脱离病例中，应该先从视网膜裂孔、视网膜切开部位进行排液，然后再从视盘表面。在这些病例中，此步骤的目的既要吸除视网膜下液，也要排出玻璃体腔的液体。可用光导纤维和笛针将眼球倾斜，使视网膜裂孔或视网膜切开部位处于低位，会让视网膜下液随着重力作用移到视网膜裂孔，然后自笛针引流到眼外。后续的章节会详细介绍类似技巧。需记住，在一些病例中，需从视网膜其他地方吸除眼内液体而不仅从视神经。

移除套管

在详细讨论实用的视网膜手术之前，需要提一下切口的关闭。在大多数病例，你可能喜欢用 25G 或 27G 套管，这些套管一般可以直接被移除而免缝合。为了使你的表现达到最佳，需以插入角度拔除套管，然后用棉签压住切口，同时移动球结膜覆盖巩膜切口（图 2-7 和图 2-8）。仔细检查手术切口，

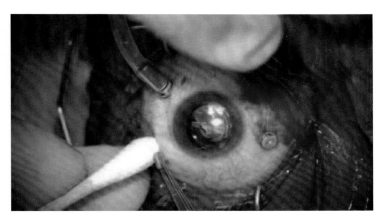

图 2-7　移除套管：用镊子以插入的角度拔出套管，准备好用棉签将球结膜推回原位覆盖伤口，对伤口进行按压。

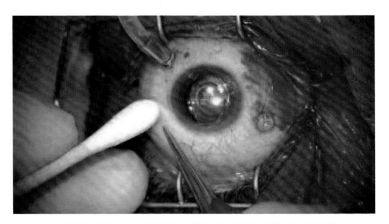

图 2-8　用镊子轻轻按压巩膜切口帮助切口"阀门"闭合，升高眼内压也会有帮助。

如果没有渗漏,再以相同方式拔除第二个套管,最后拔除灌注套管。如果发现切口有渗漏,可以试着暂时升高眼内压,这听起来有点儿违背常理,但确实可以有效地帮助密闭二步法制作的切口。我们经常会用镊子轻轻按压切口来帮助其闭合,按压巩膜隧道的远端来帮助斜面切口闭合。如果切口还是持续轻微渗漏,简单的方法就是经其他套管插入笛针,进行快速的部分液–气交换,空气通常会密闭切口而避免缝合。

尽管缝线会产生刺激症状,并在一定程度上与微创无缝合玻璃体切割的目标相悖,但是你可能从来不会因为进行了切口缝合而后悔,反而会因为没缝合而后悔。如果术后第一天因低眼压导致脉络膜上腔出血,你会很懊恼。必要时,我们通常使用 8-0 Vicryl(爱惜康公司)缝线用 2–1–1 方式或 1–1–1 滑结对巩膜切口进行缝合。尽管套管拔除后进行巩膜缝合会有些麻烦,但一般来说也不是太困难。请记住,既往有玻璃体切割手术史的眼会更容易发生切口渗漏,这类眼通常由于残留的玻璃体较少而不能塞住切口,前次手术的瘢痕也会使切口的完美自闭构建变得更困难。在这些病例中,眼内填充约50%空气是个好办法。空气会帮助切口密闭而预防术后低眼压。如果所使用的是 23G 玻璃体切割系统,术后切口渗漏的可能性会更大;当然,如果用的是 20G 玻璃体切割系统,那么必须进行切口缝合。你也可以问问你的主治医师,为什么还使用 20G 设备!

参考文献

1. Ruby AJ, Willams GA. Simple vitrectomy: core vitrectomy. In: Peyman GA, Meffert SA, Conway MD, eds. *Vitreoretinal Surgical Techniques.* 2nd ed. London, United Kingdom: Informa UK Ltd; 2007:123-124.

2. Charles S, Calzada J, Wood B. General posterior segment techniques. In: *Vitreous Microsurgery*. 4th ed. Philadelphia, PA: Lippincott Williams & Wilkins; 2007:60-61.

3. Lewis H, Abrams GW, Blumenkranz MS, Campo RV. Vitrectomy for diabetic macular traction and edema associated with posterior hyaloidal traction. *Ophthalmology*. 1992;99(5):753-759.

4. Sebag J, Yee KM, Wa CA, Huang LC, Sadun AA. Vitrectomy for floaters: prospective efficacy analyses and retrospective safety profile. *Retina*. 2014;34(6):1062-1068.

5. Mason JO IV, Neimkin MG, Mason JO III, et al. Safety, efficacy, and quality of life following sutureless vitrectomy for symptomatic vitreous floaters. *Retina*. 2014;34(6):1055-1061.

6. Charles S, Calzada J, Wood B. Surgical systems and tools, anesthesia, and operating room organization. In: Charles S, Calzada J, Wood B, eds. *Vitreous Microsurgery*. 4th ed. Philadelphia, PA: Lippincott Williams & Wilkins; 2007:23.

7. Charles S, Calzada J, Wood B. General posterior segment techniques. In: Charles S, Calzada J, Wood B, eds. *Vitreous Microsurgery*. 4th ed. Philadelphia, PA: Lippincott Williams & Wilkins; 2007:74.

扫码获取
· 医学资讯
· 行业社群
· 推荐书单

第3章

视网膜脱离的手术方法

视网膜脱离修复可能是最有趣却又最令人恼火的视网膜手术之一。有时候,尽管手术做得很完美,但发生了增殖性玻璃体视网膜病变(PVR),视网膜又再次脱离。复发性视网膜脱离会让患者和医师都很泄气。本章的目的是向你简要讲解怎样在特定病例中选择最佳的方法来进行手术,降低视网膜再脱离的风险。

请记住,修复视网膜脱离的手术方法有很多。若你询问三位视网膜专家如何处理一例特定的视网膜脱离,可能会得到三种不同的答案。在此,我们总结了视网膜脱离修复的不同方法,包括何时及怎样进行基本玻璃体切割术、基本巩膜扣带术和玻璃体切割联合巩膜扣带术。需要知道,我们不可能将所有的方法和方案都涵盖于这本短篇初级读物中。最后,我们会简要地讨论一下让人头疼的 PVR、巨大视网膜裂孔(GRT)型视网膜脱离和复发性脱离。

基本玻璃体切割术

随着当代微切口无缝合玻璃体切割技术的出现,基本玻璃体切割术成为大多数视网膜脱离最常用的方法,这与视网膜专业的总体发展趋势一致[1]。以玻璃体切割术(不联合巩膜扣带术)修复视网膜脱离来说,最理想的病例是上方视网膜裂孔伴上方视网膜脱离的人工晶状体眼。如前文所述,修复视网膜脱离有多种观点和方法,但你的逻辑要基于每种手术方法所需的医疗设备。为什么上方视网膜裂孔伴上方视网膜脱离的病例适合玻璃体切割术治疗?答案很简单,惰性气体(或空气)在眼内处于漂浮位,上方的视网膜裂孔容易被眼内的气体顶压支撑,而下方病变却很难被气体支撑,需要患者良好的体位配合。这是否意味着下方视网膜裂孔的患者绝对不适合进行玻璃体切割术?那不一定。我们团队的一些手术医师很少进行玻璃体切割联合巩膜扣带术,若患者术后可以保持体位配合,会选择单纯行玻璃体切割术。为什么人工晶状体眼适合呢?因为玻璃体切除会导致白内障进展[2]。这就意味着在自然晶状体眼中避免进行玻璃体切割手术吗?当然不是。对于 50 岁以上的患者来说,白内障通常会在几年内进展,所以毫不犹豫选择行玻璃体切割术[3]。而 20 岁的自然晶状体眼会使我们犹豫。不喜欢巩膜扣带术的人可以持有他们的想法,但这种方法是经过验证且真实有效的。下文会详细介绍巩膜扣带术和玻璃体切割联合巩膜扣带术。就目前而言,我们倾向对老年患者、人工晶状体眼、上方视网膜脱离伴上方裂孔的患者选择行玻璃体切割术。

在讨论玻璃体切割术治疗视网膜脱离之前,我们先简单地了解一下视网膜脱离气动复位术。这是入门级视网膜手术,在视网膜医学领域被归为处置室操作(同类型的手术还有全视网膜激光光凝术、激光视网膜固定术及很多其他我们擅长的方法),在此我们不做详细讨论。但需注意,视网膜气动固定术对于合适的患者确实是一种可行的方法,适合于上方8个钟点位的视网膜裂孔伴上方视网膜脱离。

放置玻切套管

我们已经在基础玻璃体切割技术一章中讨论过玻璃体切割套管的放置,放置的位置部分取决于术者手的舒适位置。在视网膜脱离修复中,套管的放置有时还需要考虑裂孔的位置。行眼内激光时,你会很快发现进行上方激光光凝是最困难和笨拙的。若裂孔在12钟点位,相比10钟点和2钟点位,贴近3钟点和9钟点位放置套管会让裂孔周围的激光光凝操作变得容易一些,对裂孔周围的玻璃体进行切除也是如此。相反,如果裂孔位于自然晶状体眼的水平子午线附近,贴近10钟点和2钟点位放置套管会更好一些。在自然晶状体眼中,玻切头无法在不触碰晶状体的前提下越过中线伸至眼内的每个地方,如果套管通道正好位于裂孔的上方,这时很难将玻切头伸到适当的位置来解除裂孔周围的牵拉。另外,电凝造孔也可能遇到困难,若不造孔通过原发裂孔排液将会面临更多的困难。简言之,做好术前检查,找到裂孔所在位置,然后确定套管放置的最佳位置。

手术步骤

对于大多数视网膜脱离,可以遵循一个简单而循序渐进的方法来行玻璃体切割,包括切除中轴部玻璃体、解除裂孔的牵拉、切除周边部玻璃体、标记裂孔、排液(液-气交换)、激光、空气-惰气交换或气-油交换。开始手术时,不要忘记有些患者可能没有发生玻璃体后脱离(PVD)。有时裂隙灯检查也会欺骗你。确定制作出 PVD(应用"基础玻璃体切割技术"章节所提到的技术),然后再做中轴部玻璃体切割。我们建议快速切除视网膜裂孔周围的玻璃体,一旦解除牵拉,视网膜下液(SRF)便会流出,视网膜会变得平坦且不易活动,让后续的步骤变得更加简单。解除裂孔处的牵拉时,玻切头的开口应朝向裂孔,切除裂孔周围附着的玻璃体。我们通常会用玻切头切断裂孔的瓣,以此判断裂孔周围的牵拉是否已被解除(图 3-1 和图 3-2)。如果玻璃体观察不清,可以在玻璃体腔注射曲安奈德。曲安奈德(如前文所述)可以对玻璃体进行染色,让周边的玻璃体裙摆更容易观察。但最好不要注入太多

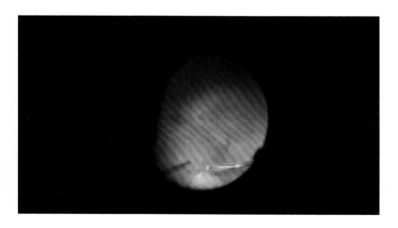

图 3-1　解除视网膜裂孔的牵拉:用光导纤维照明裂孔周围的玻璃体,玻切头和光导纤维相互配合轻轻向上移动眼球暴露最佳视野,助手顶压巩膜。

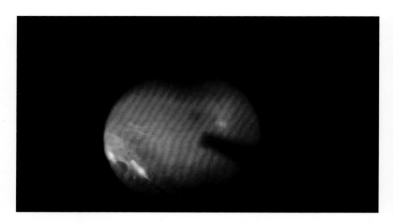

图 3-2　解除视网膜裂孔的牵拉：切断孔瓣，然后切除裂孔周围黏附的剩余玻璃体。

曲安奈德，否则会感觉像在雪球里进行操作。在大多数步骤，我们会使用最高切速（目前是 10 000 次/分）和较低负压（300~500mmHg）来进行操作，这样玻切头的作用范围会较小，不易误吸视网膜。上述参数可作为玻璃体削切的标准设置，当然，具体设置可能会根据不同医师的偏好而有所变化。解除原发裂孔的牵拉后，在巩膜外顶压下切除周边部剩余玻璃体。尽量靠近视网膜削切，但要小心，一旦下方的视网膜损伤有可能导致视网膜复发脱离。最后，需要在后部视网膜制作一个排液孔使网膜贴附。在专修阶段，通常会有主治医师帮助顶压巩膜。如果可能，建议你自己掌握一些顶压技巧，这样才能完全了解手术步骤，更贴近专修学习后的真实日常工作。在巩膜顶压下削切玻璃体时，要仔细观察有无其他的裂孔。完成 360° 玻璃体切除后，最好用一只手持顶压器，另一只手持光导纤维，再检查一圈周边眼底，确保所有的裂孔都已经被发现。

确定所有裂孔后,用电凝对每个裂孔进行标记。如果忘记标记裂孔,注入气体视网膜平伏后就可能无法再看到它们。轻度电凝即可,采用低能量设置 (不超过最大能量的一半)。如果能量过大,视网膜会收缩,导致视网膜向前短缩,可能引起增生性玻璃体视网膜病变(PVR),只需在裂孔边缘做一个浅白色标记(图 3–3)。标记裂孔时需注意观察裂孔周围的特征,特别是眼底呈淡黄色的病例。在这些脱色素的眼底中虽然标记较容易,但换成气体后会发现标记的裂孔很容易消失。在很多情况下,对标志性特征的留心观察可能没有体现明显不同,但有时却能拯救你。即使标记的裂孔在你眼前消失,但如果知道它就位于两条血管交叉处附近,你仍会确切知道该在哪儿进行激光光凝。接下来是液–气交换,让气体填充玻璃体腔,将液体从眼后节及视网膜下排出。换气之前,必须明确一些重要的手术决策。比如,是否能够通过视网膜

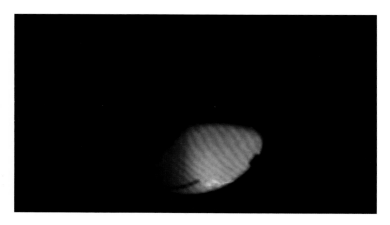

图 3–3　制作视网膜裂孔:眼内电凝轻轻地标记裂孔边缘。

原发裂孔排液,还是制作一个排液孔?答案取决于病例的特点以及主治医师的偏好。通常来说,我们更喜欢尽可能通过原发裂孔排出液体。额外的视网膜裂孔会导致PVR[4],所以制作的裂孔越少越好。然而,在有些病例中,原发裂孔过于靠近周边,无法有效地排出所有SRF,而SRF完全排出对于病例本身可能又非常重要。例如,视网膜脱离累及黄斑区,而裂孔位于远周边时,我们会毫不犹豫地行视网膜切开。后部视网膜造孔术可排出所有SRF,防止液体进入黄斑中心凹下方。相比之下,若视网膜脱离未累及黄斑区,且裂孔位于中周部时,我们建议通过原发裂孔排出液体,裂孔需要用激光封闭好,不要残留大量液体(液体过多可能会导致视网膜折叠),可以存留少量SRF。视网膜色素上皮层(RPE)会泵出残余液体。即使黄斑下残留一点儿液体也没关系,会被吸收的。如果确实残留了少量SRF,患者术后必须严格保持面部向下体位至少24小时,以防止黄斑区折叠。因为术后立即保持面部朝下体位比较困难,有些手术医师建议患者在住院期间保持颞侧朝下体位,尤其对于残留SRF相对较多的患者[5]。头颞侧朝下有助于将黄斑下残余液体推至周边视网膜下,如此可以预防黄斑区视网膜折叠。由于气体填充下多余的视网膜会自行折叠,所以视网膜折叠往往形成于伴有明显残余液体的大泡样脱离。术后立即保持头颞侧朝下体位,出院后体位改为面部向下。

　　在继续讨论液气交换和激光之前,我们应该简单地讨论一下重水[全氟化碳(PFO)]在常规视网膜脱离手术中的使用。尽管重水很常用,但因其在美国价格昂贵,所以常规视网膜脱离手术中较少应用。不过,重水在很多其他国家被常规使用。因为其可以避免制作放液孔,所以在一定程度上很受欢迎。如果你无法将所有 SRF 直接通过原发裂孔排出,可以注入重水挤压 SRF 从裂孔排出。该操作在气体下完成,PFO 会如雨刮器一般,将 SRF 从裂孔中挤出。先用笛针从裂孔吸除残余液体,然后再慢慢吸除重水。这是应用重水代替视网膜造孔排液的一个例子。然而,有些手术医师会对所有患者都使用重水。先注入重水,然后进行部分液气交换,再继续注入重水,使视网膜平伏,然后吸除重水和残余液体。为了防止 SRF 绕过裂孔(SRF 被 PFO 推向前方)在前部视网膜呈"甜甜圈"样聚集,有必要进行部分液气交换。气体可以对前部视网膜产生足够的压力迫使 SRF 通过裂孔排出,使视网膜平伏,从而避免了"甜甜圈"样液体聚集[6]。随着 PFO 的注入,视网膜会逐渐平伏,如果视网膜仍处于紧绷状态(如 PVR 组织拉紧视网膜),PFO 可能会进入视网膜下。通常,我们往往仅在较复杂的病例中使用重水。我们团队的一位医师(RMF)喜欢在无法通过原发裂孔完全排液时应用重水,相比于造孔,他更喜欢使用重水。毫无疑问,这是一种合理的方法,但必须要考虑到费用(至少在美国)、残留 PFO 引起炎症反应的风险(如果无法将 PFO 完全移除),以及 PFO 进入视网膜下甚至黄斑中心凹下的风险[7]。由于存在这些风险,我们团队的另一位医师(JOM Ⅲ)很少使用 PFO,实际上是尽可能避免使用。我们会在后面讨论重水在一些更加复杂病情(如 PVR 和巨大裂孔性视网膜脱离)中的应用。

　　在任何病例,不管是通过原发裂孔还是造孔排液,或是使用重水,都需要了解液-气交换的一些要点。我们前面已经介绍过该步骤的基础知识,接下来会花点儿时间简单讨论一下视网膜脱离的液-气交换要点。首先,举个例子,尝试在视网膜脱离累及黄斑区的病例中通过原发裂孔排出液体,若裂孔位于颞上方,可将术眼转向颞上方,液体会因重力流向裂孔处,从而最大限度地排出 SRF。将笛针伸至裂孔后缘,尽量贴近后方被动抽吸液体。尽可能地排出 SRF 后,再在视神经上方排出玻璃体腔的剩余液体,此时可以准备激光光凝。在所有的这些操作过程中,医师都需要精细调焦,同时沿 X–Y 轴调节显微镜。

在视网膜造孔的病例中进行液–气交换较简单,但还是有一些细微的差别。首先,造孔的位置选在哪里?多数情况下,你会选在原发裂孔的子午线上造孔,这样患者只需保持单一的头位即可让气体或硅油同时顶压原发裂孔和视网膜造孔。例如,若原发裂孔位于右眼的颞上方,在该子午线上进行造孔,患者术后保持左侧向下/面下位时,即可顶压住裂孔。但在多条经线上均存在视网膜裂孔的视网膜脱离病例中,做决策就会有一定难度。通常,在上方视网膜造孔比在下方好,鼻侧好于颞侧。这是因为气体和硅油是漂浮的,更容易顶压住上方的视网膜裂孔。相比于颞侧,鼻侧视网膜瘢痕不易产生明显的暗点。

视网膜造孔时,在选好的位置用电凝器轻轻接触脱离的视网膜,注意避开血管,避免出血,保持灌注。选择存有一定量 SRF 的区域进行电凝,如果视网膜脱离较浅,很容易电凝过深而引起视网膜下或脉络膜出血。在视网膜上轻轻地制作一个小的白色电凝点(图 3–4),笛针接近时,用手指盖住笛针出口阀门避免被动吸引。当笛针触到电凝点时,松开覆盖于阀门的手指,这样就可以爆开电凝处的视网膜,形成一个孔(图 3–5)。这个操作可能需要重复几次直至造孔完成,注意不要嵌顿周围的视网膜。如果采用主动吸引造孔,该步骤基本相同,唯一不同的是用脚踏控制吸引(而不是以手指覆盖笛

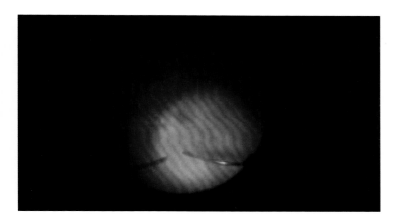

图 3-4　制作排液孔：电凝器轻轻贴于视网膜，能量通常设置为 26% 左右。

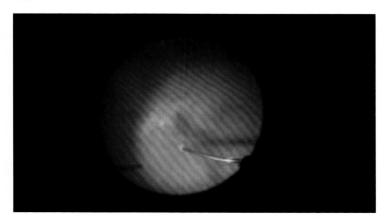

图 3-5　爆开排液孔：用笛针轻轻贴近视网膜电凝区域，松开覆盖于阀门上的手指，形成被动吸引，这会爆开电凝处的视网膜形成裂孔，之后可以排出液体。

针阀门）。现在，可以准备排出液体了。

　　因为视网膜造孔位置相对靠后，不用像经周边裂孔排出液体那样倾斜眼球，重力已经起作用了，只需保持笛针位于造孔内不伴有视网膜嵌顿即可，待液体排出和气体进入（图3-6）。在一些病例中，视网膜是飘动的，这时先排出玻璃体腔的液体会有利于操作，然后再慢慢接近视网膜造孔排出SRF。该方法可以避免视网膜被笛针误吸。视网膜平伏后，眼内处于气体填充状态，就可以进行视网膜激光了。

　　恰当的激光排列是视网膜脱离手术成功的关键。对于大多数眼科手术，尤其视网膜手术，你希望获得完美的激光斑——不强也不弱，恰到好处。可应用眼内激光或间接检眼镜激光（IDOL）来完成光凝。尽管IDOL在手术室中是一门即将消逝的艺术，但我们仍建议手术医师同时掌握IDOL和眼内激光，因为在一些病例中IDOL更容易操作，反之亦然。在人工晶状体眼中，通常首选眼内激光，因为与广角镜相比，用

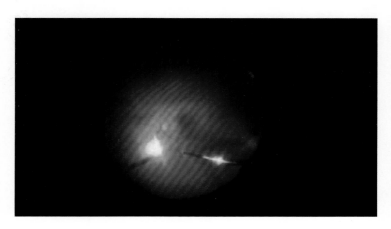

图3-6　液-气交换，通过视网膜造孔排出SRF。

间接检眼镜观察囊膜包绕的人工晶状体光学区边缘时较困难。此外,在人工晶状体眼中,不用担心损伤晶状体,可以毫无顾忌地将眼内激光探头从眼球一侧伸向另一侧。相反,I-DOL 更适用于在自然晶状体眼中进行激光,眼内进行操作的时间越短,发生失误和损伤晶状体的概率就越小。这并不是说在自然晶状体眼中不能应用眼内激光,事实上是可以的,而且我们也经常这么做。眼内激光探头主要有三种类型:直的、弯的和可调节的,主要根据术者的喜好来选择。应用直头激光时一定要小心,不要越过中线太远,以免损伤透明晶状体。弯头和可调节探头在越过眼球中线时可避开透明晶状体。可调节激光探头是通过挤压手柄或用手指移动手柄上的控制杆来调节探头的弯曲度。任何情况下,手术医师都需确保激光探头顺应晶状体后表面的弯曲度,因为一不小心就可能对晶状体后表面造成划痕。器械撤出也要格外小心。在这些自然晶状体眼中,如果需要 360°激光,请记住 IDOL 更安全。

无论是否行广泛的激光光凝(如 360°视网膜激光),最好先对所有裂孔进行激光。如果已经行视网膜造孔,先对造孔周围进行激光,然后再对其他视网膜裂孔进行激光光凝。如此,若术中发生意外而不得不提前结束手术时,裂孔已被封闭,手术仍会有很高的成功率。需要确认已尽可能地排出 SRF,然后激光探头贴近造孔或原发裂孔行激光封闭。理想情况下,激光斑呈淡灰色,若呈亮白色,则需降低激光能量或将探头后撤稍远离视网膜。如果使用的是可调节激光探头,这步操作就很简单了,只需微调手柄使探头后退一点儿便可继续治疗。激光斑过强会造成视网膜裂孔,导致视网膜复发脱离、视网膜前膜(ERM),甚至 PVR[8]。对于正常至轻度色素沉着的眼底,激光初始设置为能量200mW,持续时间 200ms,间隔时间200ms,如果着斑反应太重或欠佳,可以调整激光能量和作用时间。在色素较重的眼底或视网膜严重缺血的情况下需要降低激光能量。更大的能量和更长的作用时间意味着更强的着斑(反之亦然)。若难以获得理想光斑,则有最常见的两个问题:①激光探头距离视网膜太远;②SRF积聚妨碍激光着斑。如果液体再次积聚,需重新排干液体,在更多液体积聚前快速进行眼内激光。如果仍有SRF存留,激光时要小心,会很容易造成视网膜全层损伤。即使无法着斑也不要持续加大能量,如此激光最终会爆破视网膜,需重新排干液体,然后再尝试进行激光。另一个窍门是将眼内激光的照明打开,一手持激光,一手持笛针;一手排液,一手快速打激光。这是一种更高级的操作技巧,需要双手灵活配合,在一些病例中是非常实用的。牢记不是所有眼内激光探头都有照明,只有激光探头带有照明才可使用该方法。裂孔周围至少打3排(我们通常喜欢4~5排)淡灰色融合激光斑,靠后部的视网膜造孔通常只需要1~2排融合光斑,光斑保持紧密排列,减少术后暗点(图3-7)。在自然晶状体眼中,跨过眼球中线时激光探头的弯曲度要顺应透明晶状体后表面的曲率。激光探头进入眼内前,要考虑先对哪个方位的视网膜进行激光,如果对上方视网膜进行光凝,要调整探头方向使其曲度朝向上方;反之,对下方视网膜光凝时需调整探头曲度朝向下方。尝试用激光探头伸达眼内的各个区域,你会越来越熟悉探头的工程学特征。最终,这将成为你的第二本能,能在眼内安全有效地自由转动激光探头,但是上述要点仅仅是带你入门。带有照明的眼内激光特别好用,可以允许术者一手顶压巩膜,另一手进行激光治疗。激光的照明可以照亮视网膜的待治疗区域。该技术需要一定的练习,但也相当依赖直觉。首先,将顶

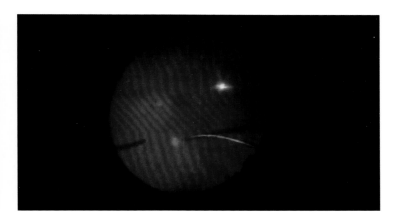

图 3-7　环绕视网膜造孔激光光凝：排出 SRF 后，将眼内激光探头置于裂孔上，激光斑密集环形排列。

压器放置在需要进行激光的位置，然后将激光探头伸入眼内，不断小幅度调焦，沿 X-Y 轴调节显微镜联合巩膜顶压来保持最佳可视（图 3-8）。当然，如果使用的是直探头，就需要换手才能伸达眼球的对侧。如果没有带照明的激光探头，可以放置吊顶灯对玻璃体腔进行照明。吊顶灯需要额外的通道，如灌注通道一般。

　　什么时候应该行更广泛的视网膜激光（不仅仅是针对裂孔）？这个问题非常好，不同的手术医师可能给出不同的答案。在大多数病例中，我们只是简单地对裂孔和可疑病灶进行激光封闭，有观点认为广泛的激光会导致 PVR 和 ERM。但在有些情况，确实需要更多的激光。有时候，即使少量激光也是过多，而有时候则是多多益善。例如，在一个人工晶状体眼患者，多条经线上存在多发小裂孔，如果激光范围已经接近360°，为什么不把激光斑连接起来？另外，人工晶状体眼往往

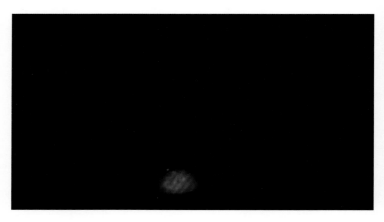

图 3-8 用激光固定视网膜裂孔:一手持带光导纤维的激光,另一手用顶压器压陷巩膜,将裂孔清晰呈现于视野下,环绕裂孔至少打 3 排融合光斑激光。

裂孔比较小,若存在多发裂孔,则存在显微镜下没有发现的微小裂孔的可能性会大大增加。对这些病例,我们会先用激光封闭裂孔,然后间隔 1~2 个光斑直径行 360°播散激光。有的医师可能更喜欢行 360°融合激光,他们认为液体可能会从激光斑间隔中渗漏,但我们发现 1~2 个光斑直径间隔所形成的视网膜脉络膜瘢痕可以形成足够的屏障(瘢痕会随着时间扩大)来预防视网膜脱离,而且减少了整个激光量,理论上降低了 PVR 和 ERM 的发生风险。播散激光不适用于周围存有 SRF 的裂孔,融合激光会更好一些。相比之下,播散激光更适合于没有明确病变的区域。

　　另一个例子是视网膜脱离区伴有多发裂孔的人工晶状体眼,此种情况下,我们可能会先对裂孔进行激光封闭,然后对脱离区的视网膜进行播散激光光凝,理论上如果存在微小裂孔,一般会在视网膜脱离区,对视网膜脱离区的播散激光可以封闭微小裂孔。另一种需要行广泛激光的情况是复发性视网膜脱离。360°播散激光可能封闭显微镜难以观察到的微小裂孔。还有一种情况需要广泛激光光凝,那就是无法找到视网膜裂孔,这种情况很少见,但偶尔也会发生。在这种病例中,可以从玻璃体基底部至锯齿缘行 360°播散激光。360°激光治疗也可应用于严重的格子样变性。重申一下,在这些病例中,使用融合激光没有错误,但我们认为没有必要。值得注意的是,360°激光(融合或播散)在一些病例中可能会导致激光瘢痕处出现裂孔。因此,360°激光是存在争议的。上述示例无法包括需行广泛视网膜激光的所有情况,但以它们作为示例,是为了让你思考视网膜脱离手术中激光决策的逻辑。

获得满意的激光后,再一次从原发裂孔或造孔排液。激光后再次排液很重要,因为在激光过程中几乎总会有少量液体积聚。在前文中已经介绍过,这是因为液气交换前的玻璃体呈水化状态,气体进入后这些液体会逐渐释出。要想获得满意的气体或硅油填充,需要在注入填充物前再次排干液体。

向眼内注入惰性气体时(见下一段中的眼内填充物的选择),保持笛针位于眼内。助手慢慢推入惰性气体,空气会随着惰性气体的进入而被动经笛针排出眼外。惰性气体的注射器容积是 60mL, 玻璃体腔容积是 4~5mL, 嘱助手慢慢注入45mL 惰性气体。如此,相当于向眼内注入接近 10 倍玻璃体腔容积的惰性气体,确保所有空气被排出,使眼内充满既定浓度的惰性气体。当然,填满眼球只需 4~5mL 惰性气体,但它被置换约 10 次,只是希望存留的气体能充分填充。接下来,移出笛针,同时可以拔除玻切套管,结束手术。顺着植入方向拔除套管,拔除套管时,助手可快速轻轻推动注射器,推入的少量气体可以将眼内压维持在满意水平,避免套管拔除后需再次注入气体。如果拔除套管后,感觉眼内压(IOP)过低,可以让助手用注射器抽取惰性气体并连接30G针头,通过睫状体平坦部向眼内注入少量气体,使眼内压维持在生理水平,手术结束。

用于视网膜脱离手术的眼内填充物主要有 SF_6、C_3F_8 和硅油。对于大多数病例,我们喜欢使用 SF_6,其在膨胀浓度为20%时可在眼内维持2周,这已经足够了。另外,C_3F_8 在膨胀浓度为15%时可维持4周[9]。硅油必须行二次取出(除非硅油依赖——因某个或多个原因需要硅油长期存留于眼内)。C_3F_8 对于无法保持体位(如年老或虚弱的患者,颈部、背部有问题的患者,大腰围的患者等)或者病情复杂需要较长时间维持眼内填充的病例是一个很好的选择。硅油更适合复发性视网膜脱离、无法保持体位的患者(标准类似于 C_3F_8)、伴有 PVR 的视网膜脱离以及 GRT 病例。需牢记,相关研究指出,在伴有 PVR 的视网膜脱离中,C_3F_8 与硅油等效[10]。硅油有其优点和缺点,优点是患者通过硅油视物比气体要清楚一些;眼内硅油填充的患者可以乘坐飞机或者在山上开车(而气体则不行,因为海拔升高时气体有膨胀的风险);硅油也是一种稳定的填充物质,它对患者的体位要求低;此外,尽管硅油填充眼的视网膜复发脱离风险与 C_3F_8 填充相似,但复发脱离时黄斑区视网膜仍可保持贴附,而 C_3F_8 填充眼若发生视网膜复发脱离会很快发展至黄斑区。需要注意的是,硅油无法替代巩膜扣带术;硅油在眼内呈漂浮状态,正因如此,硅油对下方视网膜病变的支撑较弱;另外,在完美硅油填充的病例中,IOP 会升高;随着时间的推移,硅油会发生乳化,同时如前文所述,需要二次手术取出。简言之，有些病例需要填充硅油，但不要误以为硅油是一种安全保障，它无法替代巩膜扣带术，也不要忘记硅油填充可能会带来潜在的并发症。目前所用的硅油主要有两种型号：1000 厘沱和 5000 厘沱。5000 厘沱硅油的黏度更高，具有乳化风险低的优势，但取出需要更长的时间。我们很少应用 5000 厘沱硅油，但对于预估需要硅油永存的眼（硅油依赖眼）会考虑使用。

更有趣的是，除了可以选择惰性气体或者硅油，还可以选择一定浓度的惰性气体。SF_6 的等膨胀百分比是 20%，C_3F_8 是 15%。纯的 SF_6 可以膨胀至其本身体积的 2 倍，而纯的 C_3F_8 可以膨胀至其本身体积的 4 倍[9]。在大多数病例中，医师会使用等膨胀浓度的惰性气体，如此，气体会在眼内保持原有体积，不发生膨胀，随着时间推移慢慢消失，气体会通过静脉排到眼外，然后通过呼吸系统排出人体。在其他一些病例中，医师会使用浓度稍低的惰性气体，它们消失得会更快一些。例如，12 钟点位单一裂孔伴有局部上方的视网膜脱离，我们可以使用稀释浓度的 SF_6（10%），虽然气泡消失得会相当快，但对上方裂孔的顶压时间已经足够。相比之下，若裂孔位于眼球下半侧，我们会考虑填充浓度稍高一些的惰性气体，如 24% 的 SF_6。该气泡会轻度膨胀，变成体积更大的气泡，可以更好地顶压下方视网膜裂孔。那么由谁来混合气体浓度呢？通常，玻切机会指导技术人员如何抽取气体。熟悉机器的工作方式并监督技术人员抽取气体很重要。将错误浓度的惰性气体注入眼内会导致不可预估的膨胀气泡。该气泡会导致不可控的 IOP 升高，极端情况下会导致失明。也可以手动直接从气罐中抽取气体。要了解手动操作以防机器故障。这很简单，观摩手术室的技术人员操作几次便可学会。即使学会这些操作,我们也建议你注意观察技术人员的操作。毕竟,如果出现问题,你是有责任的。

　　在讨论巩膜扣带术之前,我们先简要地介绍一下如何注入硅油。当然,必须先通过液气交换排出眼内液体。硅油会漂浮在液体之上,如果排液之前注入硅油,硅油会一直漂浮在液体上。要尽可能地排干眼内液体。使用硅油时,你所看到的就是你所做的(比如,如果眼内残留液体,它会一直在那里),因为硅油不会膨胀也不会收缩。如果眼内残留 SRF 或玻璃体腔残留液体,硅油会填充欠满,这可能影响硅油对病变部位的支撑(图 3-9)。排干液体后,将笛针(旁通阀是另一个不错的选择)置入一侧通道,硅油注射器放在另一侧通道,注入硅油。仔细观察眼球并间断用手指检查眼压。大部分眼球需要注入 4.5~5.0mL 硅油。当看到新月形硅油面时,停止注入(图

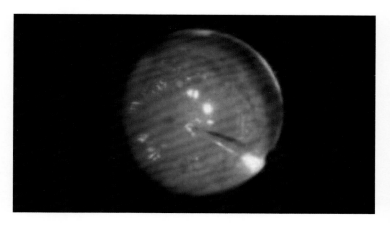

图 3-9　注入硅油前排干眼内液体:在该例复发性 PVR 视网膜脱离中,行玻璃体切割联合巩膜扣带术并硅油注入。先用笛针自视网膜裂孔排出所有 SRF,然后贴近视神经尽可能排出所有液体。

3-10)。有时,可能观察不到新月形油面跨过瞳孔区,感觉快要填满时,间断停下来,用手指检查眼内压。如果你看到硅油从灌注管道中溢出,说明很接近或已经到达停止点。当看到新月形油面或者硅油从灌注管道反流出时,拔除灌注,将带自闭阀的套管留在原位。接下来是排出剩余的少量空气并用硅油替代。所以,如果空气灌注不拔除,它会对抗你的操作,例如,如果空气灌注保持在位,它会持续向眼内注入空气来维持设定的眼内压。现用笛针从颞侧通道进入眼内至晶状体后方(如果是自然晶状体眼,需小心切勿误伤晶状体)。眼内高 IOP 状态会使残余空气通过笛针排出。如果空气没有立即排出,可以注入少量硅油以增高眼内压力,空气会被动排出。空气排出后,感受一下眼内压,希望眼球偏软一点儿(约 10mmHg)。如果眼球太软,再注入一点儿硅油。对 IOP 满意后,拔除套管。大多数医师会对硅油填充眼进行巩膜切口缝

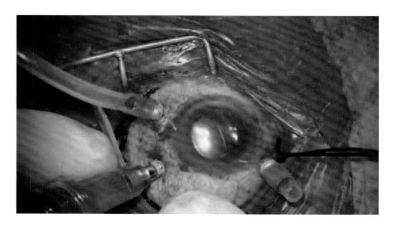

图 3-10　硅油注入:图片上显示的新月形硅油面从鼻侧跨越瞳孔区,表明硅油填充良好。

合,常使用 8-0 可吸收缝线(爱惜康公司),但如果眼球稍软一点儿,硅油会保持在位,缝合可能非必需。我们团队有三位医师喜欢对硅油填充眼进行巩膜切口缝合,而另外两位医师则不做缝合。是否对硅油填充眼进行巩膜切口缝合仍具有争议。

有一种方法可以预防硅油填充眼的一些术后并发症及压力增高,那就是用玻切头制作一个周边虹膜根切口。在前房型人工晶状体眼和无晶状体眼中绝对需要做周边虹膜根切来避免瞳孔阻滞。在硅油填充的人工晶状体眼行周边虹膜根切也不错,因为瞳孔阻滞也会发生在人工晶状体眼中。需在下方做周边虹膜根切口,因为硅油呈漂浮状态,不会因此堵塞上方根切口使其无法发挥作用。

基本扣带术

"扣带术是一种绘图艺术。""为什么在今天每个人还需要学习扣带术?""玻璃体切割术目前如此先进已不再需要扣带手术了。"不少视网膜专家,不乏聪明和杰出之辈,对此产生了争论。然而,我们认为有些病例还是需要行巩膜扣带术治疗的。请大声说出你想要做扣带术,你可以把它们完成得优美、高雅,同时又很少发生并发症。我们建议你在专修期间尽可能多进行此类手术操作。

我们从基本巩膜扣带术的介绍开始,其可在不具备玻璃体切割手术条件下修复视网膜脱离。首先,需要进行病例筛选,基本扣带术适合年轻患者,自然晶状体眼且并不伴有玻璃体后脱离,下方视网膜裂孔伴下方视网膜脱离。为什么这样说呢? 首先,玻璃体切割术会引起白内障的发展[2],但扣带术不会产生这一并发症[11]，它会让患者避免较早的白内障手术干预。玻璃体未脱离状态行玻璃体切割很困难，手术过程中，需要抬起玻璃体后界膜，年轻患者的玻璃体后界膜黏附性常较强，很容易产生新的视网膜撕裂孔。在很多此类病例，玻璃体会在后极部及异常广阔的范围残留，使玻璃体切割的完全性低于术者期望。对此种病例进行玻璃体切割，可能需要特别贴近视网膜，这种深入抬拉的方式会产生额外的视网膜撕裂，常导致视网膜再次脱离，而巩膜扣带会沿着所有裂孔所在的位置支撑住玻璃体基底部，会大幅减少远期玻璃体脱离导致的视网膜撕裂和脱离。尽管从概念上理解很有意义，但在最近几年，关于巩膜扣带术存在一些误解，认为其比玻璃体切割术的成功率低，而且有更高的并发症发生率及二次手术率。实际情况根本不是这样的，有研究已经表明在自然晶状体眼中，与玻璃体切割手术相比，巩膜扣带术的成功率更高，并发症相当，二次手术率也较低[11-13]。针对下方视网膜病变，巩膜扣带术的优势更加明显，玻璃体切割术行气体和硅油填充较难支撑下方的病变。一些学者建议用玻璃体切割术处理此类视网膜脱离时可应用重水，或让患者采取仰卧、颈伸体位。尽管这些技术也可以获得手术成功，但也存在其本身固有并发症的风险，如重水相关炎症和仰卧体位下白内障的发展。相比之下，巩膜扣带术在此种病例中久经考验，同时并发症的风险很低。

需指出的是，并不是每一个行基本扣带术的病例都具备前文所提到的特征来完美匹配扣带手术，但你需要在实际工作中对恰好具备这些特征的病例考虑行扣带术。例如，年轻患者伴有部分玻璃体后脱离的自然晶状体眼，同时有上方裂孔伴上方视网膜脱离，就特别适合行巩膜扣带术。这有些超出基本范畴而覆盖了所有可能情况。准确地说,我们希望基本扣带术会让你思考哪些患者可能适合。现在,我们来一步一步介绍扣带术的基本技术。

在实际手术之前,你需要确定植入扣带类型。扣带有多种类型,我们这里主要介绍环扎带、节段垫压带和子午线垫压带三种。大多数环扎带的材质是硅胶的,带有硅胶套管;节段垫压带通常是硅胶海绵,稍软一些;子午线垫压带(海绵或硅胶带)可以放射状放置于眼球来支撑靠后部的病变。每种扣带都有其优点和缺点。在专修培训期间尽量尝试不同的手术方法是个好主意,虽然有一些异想天开,在培训阶段也不一定能完全做到(取决于手术量),但对多种技术都具备信心会让你能用不同的扣带技术来应对不同类型的病例。当然,擅长一种技术可应用于不同情况也很好。所有这些扣带技术都很有效。因为需行基本扣带术治疗的病例也不是很常见,所以可先选择一种自己喜欢的方法并精通掌握,日后可常规使用。

换句话说,如果你对多种技术都有信心,那么会在什么时候选择节段性海绵而不是环扎带?什么时候又认为环扎带会更好?这些实际就是术者的喜好。对于局限性视网膜脱离使用节段海绵仍存有争议。在这种情况下,可能只需要剪开180°结膜,将垫压带放置于一条肌肉下方,相比于环扎带需要从每条肌肉下穿过及360°结膜切口简单很多。反之,如果视网膜脱离伴有多发视网膜裂孔和格子样变性,累及多个象限,那么用环扎带可最大限度地支撑视网膜裂孔和玻璃体基底部。若病变位置靠后需要额外支撑,尽管也可以用硅胶海绵,但我们更喜欢用子午线硅胶垫压带辅助环扎带。在这些病例中,即使不用缝线或束带,环扎带也可被固定,但带子下方的放射状硅胶带会滑脱。

　　确定好扣带类型,便可以剪开结膜。第一步,剪开结膜,为使结膜切口便于缝合,我们建议在 3 钟点和 9 钟点位行结膜放射状剪开,用镊子抓住结膜,放射状剪开结膜至巩膜。在角巩膜缘后几毫米进行环形分离, 确定位于结膜和 Tenon 囊下(图 3–11)。掌握这个步骤的窍门后,可以在 1 分钟内剪开所有的结膜。显然,如果只做节段性垫压,只需剪开部分结膜便可以,但需要设计切口(例如,若只想剪开 180°结膜,那么只需做 180°的放射状切口)。接下来,使用 Stevens 剪刀在眼外肌间进行 Tenon 囊分离,只需用剪刀在每个象限沿着巩膜轮廓尽可能地分离,充分分离后,会看到裸露的巩膜(图 3–12)。

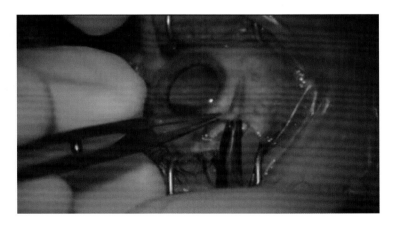

图 3–11　结膜环切术:制作放射状切口后,用镊子抓住结膜和 Tenon 囊,用 Westcott 剪刀在角膜后几毫米处进行环形分离。结膜和 Tenon 囊在角膜缘的融合使向前分离很困难。此图是一个节段性扣带垫压病例,从上到下只需要分离 180°范围结膜, 所以结膜和 Tenon 囊的放射状切口做于 12 钟点和 6 钟点位,而不是 3 钟点和 9 钟点位。

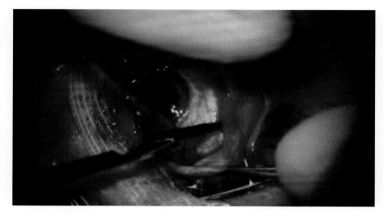

图 3-12 使用 Stevens 剪刀在各个象限直肌间分离结膜直到巩膜裸露。

接着行眼外肌分离,使用 Jameson 肌肉钩沿着巩膜滑动,顺着眼球弧度钩住眼外肌。然后,一手用 Jameson 钩抓住肌肉,另一手用棉签分离肌肉上剩下的 Tenon 囊,于是就可以清楚地看到肌肉止端插入巩膜。用 Gass 肌肉钩(头部穿有 2-0 丝线)从眼外肌下方穿过。移开 Jameson 钩,再移开 Gass 钩,将 2-0 丝线留在位,这样 2-0 丝线便会从肌肉下方穿过。将线尾简单地打几个结以避免缠绕。我们建议先分离下直肌、内直肌和外直肌,最后分离上直肌,这样会让上直肌的分离变得简单一些,可让助手帮忙牵拉眼球。注意,这个过程中不要钩住上斜肌的肌肉纤维。仔细观察上直肌的边缘,若一不小心钩住了上斜肌的肌纤维,可以退出重新钩住上直肌,不要再次误钩住上斜肌,需要记住肌肉的走行。

　　分离完眼外肌,可以对视网膜裂孔位置进行标记。传统的做法是在间接检眼镜下完成这个步骤。一般来说,这个步骤并不复杂,通过巩膜顶压找到视网膜裂孔,以标记笔在对应巩膜表面标记。但如此精确的操作需要反复练习。做好标记后需要再核对一下。标记前可以用 Weck-Cel(BVI)擦干巩膜表面，这样标记就不会变得模糊不清。

　　视网膜专修培训里有一个新的视网膜裂孔定位技术，在全球范围引起了关注，在显微镜下使用吊景灯和广角观察系统进行视网膜裂孔标记[14]。这个方法的优点是可以让视网膜专修医师观察冷冻过程，同时培训了专修医师在玻璃体切割中使用广角观察系统的技巧。在吊景灯下标记裂孔，可以使用带自闭阀门的套管，这样进行眼球操作和缝合扣带时玻璃体便不会从巩膜穿刺口外溢。如果可能，可将吊景灯放置在距离视网膜裂孔 90°~180°的位置，更便于观察。尽量避免于颞侧放置吊景灯，会影响眉弓周围的操作。可以一只手控制吊景灯，另一只手使用巩膜顶压器。不管在间接检眼镜还是吊顶灯下，我们都喜欢使用 O'Connor 局部顶压器，尾部像钝的曲奇刀，可以在巩膜表面形成压痕(一个环形的印记)，用标记笔标记后便可以进行冷冻了。

　　与视网膜裂孔的标记相似，冷冻也可以在间接检眼镜或吊景灯下完成。类似顶压器，冷冻探头也可以在视网膜裂孔对应位置形成巩膜印记。使用时不要用冷冻柄顶压而应该用头部，如果在柄的顶压下观察视网膜，探头可能会向后滑动冷冻到黄斑部位。冷冻探头也有多种型号，不论是弯头还是直头，使用方法大致相同。可以尝试使用不同型号的探头，你慢慢便会发现自己所偏爱的型号。本书的作者之一(JNC)喜欢使用弯头冷冻头，其更贴合眼球弧度。顶压确切后便可踩下脚踏，直到观察到视网膜慢慢变白后再松开脚踏。完成一个冷冻点后，用另一只手或者助手帮忙在冷冻头上滴平衡盐，这样冷冻头便不会粘在巩膜上。有序地移动冷冻头直至覆盖整个视网膜裂孔。仔细检查整个眼球并冷冻可疑的部位。接下来只剩下放置扣带、引流视网膜下液和关闭切口了。

可用缝线或板层巩膜隧道(称为"扣带袖套")来固定巩膜扣带。如果使用硅胶海绵,如 511 或 507 节段海绵,则必须用缝线固定。节段硅胶海绵的巩膜压嵴取决于缝线的松紧度。缝线越紧,巩膜压嵴会越高。而环扎带的高度并不取决于缝线的松紧度,如 41 号和 42 号硅胶环扎带。缝线的作用只是固定环扎带,其垫压嵴的高度取决于扣带通过连接袖筒的收紧度。因此,巩膜袖套是一种固定环扎带很好的方法,可以免除缝线。任何情况下,医师都需要确定扣带支撑住视网膜裂孔。扣带需要足够靠后才能覆盖大部分视网膜裂孔(需要在巩膜上做标记)。如果用缝线,我们推荐使用 5-0 尼龙线,注意板层巩膜穿针,我们通常会在每个象限都做一个褥式缝合。如果使用扣带袖套方法,也需要在每个象限都做一个袖套。先做缝线预置,然后将扣带从肌肉及预置缝线下方穿过,再收紧缝线,以 3-1-1 方式进行外科打结。若使用节段硅胶海绵,则通常需要在每个象限缝合固定 2 针,因为硅胶海绵垫压嵴的高度取决于缝线的紧张度, 也需要先预置缝线,穿过垫压带,然后收紧缝线(图 3-13 到图 3-16)。打结时可让助手用镊子帮忙下压垫压带, 这有利于形成更好的巩膜压嵴(图 3-17)。在环扎和节段垫压中,可用动脉夹固定缝线尾端来预防线结缠绕。也可先将垫压带放置于肌肉下方,然后再进行缝线固定,这样也可以避免缝线缠绕。若用缝线固定环扎带,不要缝合过紧,这样会让巩膜折叠而不能产生平滑的、合适高度的垫压嵴,扣带走行也会不规则,手术就可能失败。

如果用巩膜袖套固定环扎带,基本原则与前文介绍的相同。袖套要足够靠后,这样才能支撑住标记位后方的视网膜

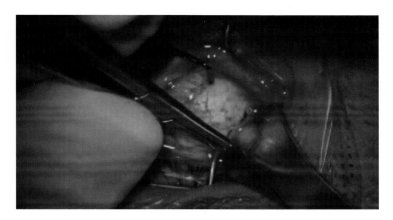

图 3-13 水平褥式缝合节段扣带：助手以 Schepens 牵拉器暴露术野，反向牵拉 2-0 直肌缝线暴露巩膜，以 5-0 尼龙线进行板层巩膜预置缝合，间距 8mm。术者有时可自行牵拉直肌缝线或 Schepens 牵拉器让操作更方便。扣带术就像术者与助手的双人舞，在很多步骤需要一起控制好节律。这个病例中使用的是 511 号硅胶海绵。

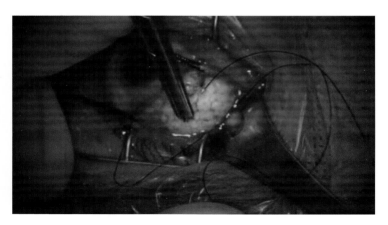

图 3-14 预置水平褥式缝线第 2 针，应保持平整，注意不要穿孔。

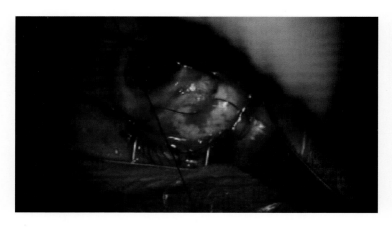

图3–15 我们经常以3–1–1方式打结来形成线圈,之后扣带可以轻易地从两个线圈中穿过。

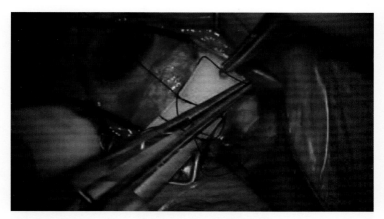

图3–16 放置扣带:将511硅胶海绵放置在直肌和缝线下方。

裂孔。每个象限都需要制作一个巩膜袖套,需要避开涡静脉。制作袖套之前,我们通常会轻微烧灼巩膜以预防隧道制作过

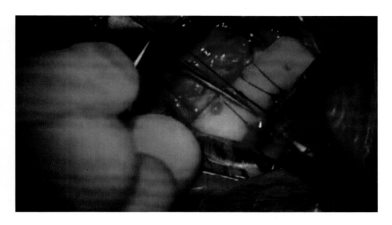

图 3-17　系紧缝线:助手向下按压扣带,打结紧一些以形成巩膜压嵴。注意一个象限需要两个褥式缝合(我们最喜欢的节段硅胶海绵固定方法)。

程中发生出血(图 3-18)。用刀片切开巩膜,如新月形刀片或 69 号 Beaver 刀片(Beaver-Vistec 国际)。垂直于巩膜制作两个 50% 巩膜厚度的切口,确保宽度足够允许扣带穿过(通常为 4~5mm;图 3-19)。用新月形刀片或 Castroviejo 隧道刀,在两条放射状的切口间慢慢制作巩膜隧道(图 3-20),动作就像制作超声乳化切口或手动小切口白内障手术的巩膜隧道。慢慢反复前后移动刀片, 好比一把热的黄油刀缓慢地在黄油(巩膜)中切过。刀片顺着眼球弧度,小心不要切断巩膜隧道的顶。制作 4 个巩膜袖套后,再将扣带从眼外肌下方和袖套中穿过(图 3-21)。与缝线固定相比,巩膜袖套可避免线结缠绕。不管选用哪种固定方法,都要用一个套袖来连接固定环扎带尾部, 常使用 70 号和 270 号袖套, 它们都是硅胶材质(270 号袖套比 70 号的略小、略紧),需将两侧环扎带尾部穿过袖套。我们建议在相同的位置放置硅胶袖套,这样可确保

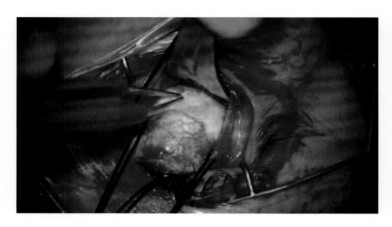

图 3-18 制作巩膜袖套时,在每个象限电凝止血。

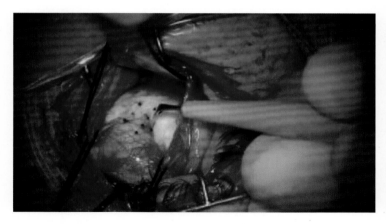

图 3-19 使用新月形刀片垂直巩膜制作 50% 厚度的巩膜切口。

在必要时找到硅胶袖套(我们喜欢将其放置于鼻上方)。环扎带尾部穿入袖套前可将其修剪成有一定角度,可以避免环扎带穿过硅胶袖套时发生扭转,同时也便于操作。操作时可先

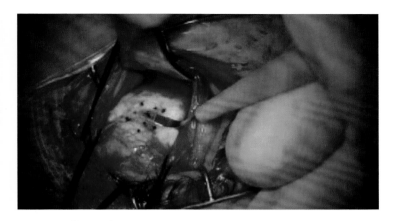

图 3-20　使用反复前后移动的方法来制作巩膜袖套隧道。

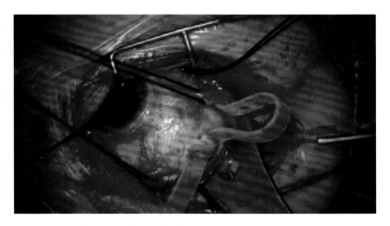

图 3-21　扣带穿过肌肉下和袖套。

用扩张器扩张袖套，再将环扎带尾部塞入袖套，让助手用镊子帮忙夹住环扎带，以便术者撤出扩张器，然后换手，扩开另一侧袖套，再用另一只手将环扎带另一侧尾部轻松推入套袖,同样,在环扎带穿出套袖后让助手帮忙夹住环扎带。将环扎带尾部塞入硅胶套袖时,可让助手帮忙推送环扎带以方便尾部穿过套袖。这当然需要练习,此后便会很熟练。最后,抓紧环扎带两侧尾部轻轻收紧扣带。至于收紧多少,有些技巧,通常将扣带拉出12mm,术毕前可能会再次收紧扣带。扣带固定后,便可以引流视网膜下液了。

引流视网膜下液是巩膜扣带术中最危险的步骤,同时也是一个关键步骤,明确什么时候引流、怎么引流是关键。简单来说,泡状视网膜脱离一般需要引流视网膜下液,而视网膜浅脱离有时可能不需要。一般来说,如果扣带顶压合适并进行恰当冷凝,视网膜下液将会通过RPE泵出。局限性视网膜浅脱离并没有太多的视网膜下液,最好不进行引流。反之,如果视网膜下液过多, 且视网膜裂孔又没有位于顶压嵴上,则需要进行引流。需要注意的是,视网膜下液引流并不会提高扣带术的成功率, 而只是为了更准确地评估扣带的顶压位置。视网膜下液的引流有不同的方法,其中一个既简单又直接的方法是用27G或30G针头直接进行巩膜外引流,我们会将电凝放于针头上, 在针头扎入巩膜和视网膜下腔时打开,这样可以预防视网膜下和脉络膜出血。动作幅度要小,就是简单地进和出。扎入后,术者会看到视网膜下液涌出,就像"挤牛奶"一样,用棉签轻轻挤压眼球,尽量排净视网膜下液。

另一种方法是用57号或69号刀片切开巩膜,暴露脉络膜,然后再用30G针头以相同的方式扎入视网膜下腔,用或不用电凝都可以,再用棉签"挤牛奶"般排出视网膜下液。两种方法都需要注意避开涡静脉,涡静脉常位于上直肌和下直肌旁。尽量在扣带可支撑的位置做切口,万一视网膜从切口脱出(视网膜嵌顿)或者切口稍深造成视网膜全层损伤扣带可支撑。引流时可让助手帮忙轻轻移开一点儿扣带,因此,一些术者更喜欢引流后才收紧扣带,不过这真的没必要,特别是只使用针头引流。完成引流后,检查扣带的高度,必要时再收紧一些,此步骤很关键。偶尔,患者会发生视网膜嵌顿和视网膜下出血,不必恐慌!如果视网膜穿透或嵌顿较小,扣带可以支撑住,通常会恢复得很好。这种情况一般很少见,在大多数病例你都会看到一个漂亮的扣带顶压嵴支撑住视网膜裂口,视网膜平伏在位。即使残留少量视网膜下液也不需要担心,RPE 会在 1~2 周泵出液体(在一些慢性视网膜脱离病例,需要几个月)。在一些病例中,残留的液体可能会多一些。如果完成引流,裂孔仍位于视网膜泡状隆起区域,或者视网膜裂孔呈“鱼嘴样”张开,都说明扣带没有起到很好的顶压作用,此时可以考虑玻璃体腔注入气体,可注入 0.3mL 纯 C_3F_8 或 SF_6,类似于气动视网膜复位术。小心均匀地注入气体避免出现鱼卵样气泡。因为不会发生如玻璃体切割导致的眼后节氧分压改变,因此单纯一个气泡不可能引起白内障。此方法的缺点是,患者术后需要保持体位,气泡也会在一定程度直接干扰视力。

因此,扣带顶压合适才能使视网膜复位。再次检查每个象限扣带,确保巩膜袖套完整无撕脱或巩膜缝线在位(将线结旋到后方,减少侵袭露出的可能)。最后,使用 8-0 可吸收缝线或者 6-0 鱼肠线缝合结膜切口,缝合 3 钟点和 9 钟点位放射状结膜切口。一个小技巧是,先缝合鼻侧结膜,这样可有足够的组织来关闭颞侧结膜;如果先缝合颞侧结膜,则可能在缝合鼻侧结膜时发现组织不够,会导致缝合过紧,还可能导致结膜骑跨角膜,患者会有不适感。

有没有显微镜都可以进行扣带术,使用吊景灯会让显微镜的使用更有意义。类似的,在显微镜下制作巩膜袖套会让巩膜厚度评估更简单一些。老视是影响很多视网膜手术医师的又一因素。现在你已经具备了扣带手术的基础,接下来我们将会介绍玻璃体切割联合扣带手术及复杂性视网膜脱离,包括复发性视网膜脱离、伴有巨大裂孔的视网膜脱离和令人讨厌的 PVR。

玻璃体切割联合扣带术

我们已经介绍了玻璃体切割联合扣带术的大部分手术技巧。手术的最大挑战可能是术前和术中的决策。何时计划做玻璃体切割联合扣带术?术中何时决定将玻璃体切割术改为玻璃体切割联合扣带术?本书作者(JNC)通常更喜欢在术前决定是否行玻璃体切割联合扣带术,他认为玻切套管放置前切开结膜缝上扣带会更简单一些。如果已经开始进行玻璃体切割,可在套管后方切开结膜,要小心避开肌肉,因为此时结膜切口比较靠后。先放置扣带会避免灌注头附近操作和缝合的麻烦。缝合固定扣带需转动眼球时,很容易误夹或移出灌注头。如果移出灌注头,可能不会发生什么意外,但也可能发生累及黄斑的广泛脉络膜出血。注意,如果使用自闭阀门套管,能有效地避免眼内压降低,则不可能发生这种并发症。实际上,我们团队的一个医师(RMF)更喜欢先行玻璃体切割,在术中决定是否放置扣带。毕竟,在术中观察得更清晰,知道是否需要放置扣带。这阐述了一个事实,同样的问题会有多种解决方法。

因此,怎样确定是否该行玻璃体切割联合扣带术?术前还是术中?我们的建议是,你认为需要该放置扣带那就这样做。之前的研究和近期的大样本回顾性研究都提示玻璃体切割联合扣带术的单次手术成功率在人工晶状体眼和自然晶状体眼中均高于单独的玻璃体切割手术[15-17]。但是，联合手术术前需要进行哪些考虑？一个下方的视网膜病变（裂孔、格子样变性、PVR），最好放置扣带。扣带会帮助支撑玻璃体腔气体或硅油作用力较弱的视网膜病变区域（特别是存在体位困难的患者）。所以，已经决定行玻璃体切割手术治疗的下方视网膜病变是术前决定放置扣带的一个主要原因；另一种情况是视网膜伴有多发裂孔，这种患者常具有异常的玻璃体视网膜黏附和(或)广泛的玻璃体基底部插入，额外的基底部支撑会让此类患者获益。对于任何PVR患者，你都不会后悔放置扣带。一些手术医师也会对巨大视网膜裂孔患者考虑放置扣带，这可能有一些帮助，但是也可能会在扣带顶压下形成"鱼嘴样"的裂孔张开，视网膜会沿着斜坡滑脱，导致再次脱离或皱褶，但这并不意味着扣带手术是巨大视网膜裂孔的禁忌。我们只是建议当计划对此类患者行扣带手术时，需要考虑有视网膜滑脱或形成"鱼嘴样"裂孔张开的可能。

术中再决定是否放置扣带吗？其实与术前决定的理由一样。你可能在术中发现下方视网膜有多发小裂孔，在术前裂隙灯检查中却没有发现，又或者是在显微镜下发现下方视网膜的PVR较之前严重了。有时，玻璃体的黏性会对玻璃体完全切割造成困难，尽管尽了最大努力，但后部玻璃体的黏性非常强。你可能会尽量贴近视网膜切除玻璃体，但术后仍会有较大可能发生玻璃体牵拉导致视网膜撕裂和再次脱离。对此类患者行联合扣带放置可以支撑玻璃体基底部，降低视网膜脱离复发的风险。

玻璃体切割联合扣带术的主要目的是增加对玻璃体基

底部的支撑。我们通常并不会太在意对视网膜裂孔的标记和每个裂孔的支撑，多数时候，我们会在直肌附着点后 4mm 缝合固定环扎带，一般都会对玻璃体基底部提供足够的支撑，降低视网膜复发脱离的风险。如果在玻璃体切割之前放置扣带，只需简单依照前文介绍的基本扣带术步骤。如果已经安放了套管和灌注，请记住如下小技巧。首先，在套管后方环形剪开结膜，不需拔出套管和向角膜缘翻转结膜。实际上，在靠后的位置环形剪开结膜，关闭结膜切口后患者会感觉更舒服一些，因为这种结膜切口保持了角膜缘组织的平滑且没有缝线刺激。但要注意切口位置不能过于靠后，这会影响直肌分离。同时，如前文所述，要小心灌注头，带自闭阀门的套管可防止灌注液逆流。可以将灌注头移到其他套管上，手术过程中，尽量保持持续灌注。实际上，带有自闭阀门的套管也会有少量灌注液外溢而使眼球变软，进行缝合或制作巩膜袖套时，可将灌注压力提高到 60mmHg，这样眼球就会变得坚实，使操作更安全、更简单。若术中决定改变手术方法放置扣带，上述建议会有所帮助。

复发性视网膜脱离

　　并不是每个复发性视网膜脱离都需行巩膜扣带手术。实际上，很多复发性视网膜脱离可以通过玻璃体切割和气体填充处理，其他一些病例还可以选择硅油填充。但的确有一些病例需要行扣带手术。对于复发性视网膜脱离，如果选择行玻璃体切割联合扣带手术，没有人会提出质疑。怎样抉择？选择还是不选择扣带？气体还是硅油填充？对于这些问题，我们前文介绍的原则仍然适用。如果存在下方视网膜病变或PVR，放置扣带是个好方法；如果是新发的单个上方视网膜裂孔，只需气体填充即可；如果存在多发裂孔，或有黏附的玻璃体，PVR，亦或患者不能保持体位，最好使用硅油，很可能联合扣带术。在复发性视网膜脱离，用曲安奈德对周边玻璃体进行染色有助于切除周边部玻璃体。很显然，在这本初级读物中，我们不能面面俱到，但希望上述原则会让你从制订手术决策开始。

增殖性玻璃体视网膜病变性视网膜脱离

PVR 性视网膜脱离对于所有视网膜手术医师都是最具挑战性的，其病情可能相对较轻，但也可能是较严重的宽、闭漏斗样视网膜脱离。PVR 性视网膜脱离的手术方法与我们前文讨论的其他类型的视网膜脱离并没有太大区别。手术目的仍然是解除视网膜牵拉，使视网膜具有柔性并贴附在位。有一些 PVR 性视网膜脱离即使不行巩膜扣带术也会恢复得很好，但是大多数病例还是需要行玻璃体切割联合扣带术，如果不放置扣带，几乎都需要进行硅油填充来提供稳定可靠的顶压。如果确定行玻璃体切割联合扣带术，那么如我们前文所介绍的，可以先放置扣带，然后再进行玻璃体切割，确定做出玻璃体后脱离，然后使用玻切头解除玻璃体牵拉。这个过程会很麻烦，因为此类患者的玻璃体通常黏附得很紧。如果观察到视网膜星状皱褶，可使用内界膜（ILM）颞或 MaxGrip（爱尔康）镊进行前膜剥除来放松视网膜，可直接从星状皱褶的中心开始剥膜，虽然无法用吲哚菁绿着染前膜，但可以用它确定前膜的位置范围。同时剥除黄斑区的 ILM 和 ERM 更有利于放松视网膜，ILM 剥除至血管弓，有时可再向外一些。

在视盘附近掀起一个 ILM 瓣缘,剥除黄斑的 ILM/ERM。我们通常不建议在盘斑束起瓣,但在视网膜脱离的病例中却不一样。视网膜脱离时,由于黄斑颞侧的视网膜不能抵抗剥膜牵拉力,所以在视盘附近起瓣,视神经可以起到对抗牵拉的作用。需要平稳地夹住膜并轻轻地抬起,如果动作幅度过大,在脱离的视网膜表面会很难抓起 ERM/ILM 瓣缘。剥膜的范围可以尽量大一些(下一章有关于剥膜的具体介绍)。吲哚菁绿具有视网膜毒性的风险,曲安奈德也可以用来帮助勾勒膜的范围且没有毒性风险,但它不能使 ILM 着色。亮蓝是 ILM 染色的另一个选择,也没有毒性风险。剥除 PVR 膜时,有可能在剥膜区造成新的视网膜损伤,不用过于担心。当然,要尽量避免造成此种损伤,但有时,为了获得最终手术成功而发生一些小的损伤也无可厚非。在一些区域,膜粘连会很紧,同时视网膜又很薄,很容易发生视网膜破裂。但必须要进行视网膜松解,如果膜无法剥除,就需要切除那块视网膜,使余下的视网膜贴附在位,这称为视网膜切开术。沿着计划切除的视网膜后方进行电凝,这样既可以标记切除区域,又可以预防切除过程中发生出血。然后用玻切头在电凝处的前方切除破损的视网膜。视网膜切除会让人感觉有点儿沮丧,但有时候必须这样做。视网膜切除范围的大小和位置应根据病情决定。通常情况下,实际切除范围会比你预想的要大一些。基本原则是切除绷紧的视网膜让余下的视网膜有足够的柔性来变平贴附。在一些病例中,PVR 可能位于视网膜下方,此时为了使视网膜变平,可在邻近区域进行视网膜切开,然后用镊子抓住视网膜下的组织,"热狗样"的组织会被整块取出,去除这些视网膜增殖带会让视网膜松弛,从而贴附在位,我们认为这是最令人满意的手术操作。尽量剥除膜组织,标记所有的损伤、引流、激光和注入填充物,之后手术结束。在这些病例中,我们以较低的阈值能量光凝视网膜破损处,沿着扣带进行 360°光凝(图 3–22)。虽然关于 PVR 性视网膜脱离还有很多内容需要学习,但本节内容的学习是个不错的开始。

巨大裂孔型视网膜脱离

本节要特别介绍另一种具有挑战性的视网膜脱离类型:伴有巨大裂孔的视网膜脱离。如前文所述,对这类患者,我们并不总是选择放置扣带,因为视网膜往往沿着扣带斜坡滑脱。也就是说,对于一些确实需要环扎带支撑基底部的病例,扣带仍然是个好方法。例如,一名 Stickler 综合征患者,伴有巨大裂孔和格子样变性,最好选择行玻璃体切割联合扣带术

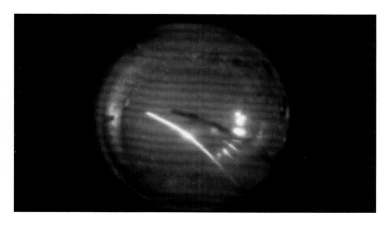

图 3–22　对 PVR 脱离眼行 360°激光光凝。这名患者发生了 PVR,伴有复发性孔源性视网膜脱离。玻璃体切割联合扣带手术,使用 41 号带子。在扣带处及扣带后方行 360°激光光凝。玻璃体腔填充硅油。

并填充硅油。然而,在大多数病例中,我们喜欢选择行基本玻璃体切割并硅油注入,有的时候也会选择注入气体。大多数关键的手术步骤是相似的(例如,解除裂孔处的牵拉、标记裂孔、激光),但此类病例行液-气交换时对视网膜下液的引流是一个棘手的步骤。如果你采用常规操作,那么视网膜便会沿着眼球弧度向后方滑脱,形成视网膜皱褶,这会让患者产生不可耐受的视物变形症。这是因为视网膜在巨大裂口区域的活动度太大,自然而然会随着重力向后极部滑脱。有两种方法可处理此种情况:一种是使用重水,另一种则不需要。如果你决定用重水,我们建议用 5mL 注射器抽取重水,一般足够用,10mL 注射器太笨拙不好操作。在换气之前注入重水,从黄斑区开始,将眼内压降低 5~10mmHg 以避免液体涌流,缓慢平稳地注射,目的是形成一个大的完整的重水液泡。如果注入太快或者灌注液流动太快,则可能会形成多个重水小液泡,这些小液泡很可能进入视网膜下,导致术后视网膜下重水永存,这是一个我们都希望避免的并发症。重水会如“雨刷器”般将视网膜下液从巨大裂孔中挤出。当重水液泡的液平面达到裂孔边缘时停止注入,视网膜此时会被展平。现在可以常规使用眼内激光,然后进行液气交换。操作的要点是先排出少量重水,再自视网膜裂孔瓣的后缘引流视网膜下液,然后再排出少量重水,重复操作。从视网膜裂孔处引流时,将眼球转向裂孔方向,通过重力挤压 SRF 排出,用笛针吸走。这种方法会使视网膜滑脱最小化。不使用重水的方法与此类似,自视网膜裂孔的后缘引流液体。如果视网膜开始滑脱,可用笛针轻轻吸住裂孔瓣边缘,将瓣放回,然后再在视网膜裂孔边缘处引流液体。虽然此操作有一定难度,但几乎每次都有效,需要一定的练习。它可以避免使用重水,节省了费用,同时不会发生重水残留。此外,第三种处理巨大视网膜裂孔的方法需使用重水、激光,之后直接行油水置换。将硅油注入头直接挂在灌注套管上或由助手扶住,通过脚踏控制硅油注入,然后一只手照明,另一只手用笛针引流液体,需要在广角可视系统下直视油水交换。剩下的步骤与其他类型视网膜脱离玻璃体切割手术相似。

在临床上,当你刚开始接诊视网膜脱离患者时,上述知识已经足够了。我们希望在主治医师查看患者之前你能独自详细地对患者进行检查并制订手术方案。在住院医和专修阶段如此挑战自己,你会快速地为将来独自制订手术方案做好准备。我们接着会介绍专修医师刚开始进行黄斑手术和剥膜时一些有趣和令人气馁的病例。

参考文献

1. Ahmad B, Shah G, Blinder K. Trends in choice of surgical technique and reimbursement for retinal detachment repair. *Invest Ophthalmol Vis Sci.* 2013;54(15):5767.
2. Feng H, Adelman RA. Cataract formation following vitreoretinal procedures. *Clin Ophthalmol.* 2014;8:1957-1965.
3. Thompson JT. The role of patient age and intraocular gas use in cataract progression after vitrectomy for macular holes and epiretinal membranes. *Am J Ophthalmol.* 2004;137(2):250-257.
4. Girard P, Mimoun G, Karpouzas I, Montefiore G. Clinical risk factors for proliferative vitreoretinopathy after retinal detachment surgery. *Retina.* 1994;14(5):417-424.
5. Haun P. Preventing folds after RD repair. *Retina Specialist.* https://www.retina-specialist.com/article/preventing-folds-after-rd-repair. Published March 22, 2016. Accessed December 5, 2018.
6. Ruby AJ, Willams GA. Simple vitrectomy: core vitrectomy. In: Peyman GA, Meffert SA, Conway MD, eds. *Vitreoretinal Surgical Techniques.* 2nd ed. London, United Kingdom: Informa UK Ltd; 2007:123-124.
7. Garcia-Valenzuela E, Ito Y, Abrams GW. Risk factors for retention of subretinal perfluorocarbon liquid in vitreoretinal surgery. *Retina.* 2004;24(5):746-752.

8.　Mester U, Volker B, Kroll P, Berg P. Complications of prophylactic argon laser treatment of retinal breaks and degenerations in 2,000 eyes. *Ophthalmic Surg.* 1988;19(7):482-484.

9.　Chang S. Intraocular gases. In: Ryan SJ, Wilkinson CP, eds. *Retina.* 3rd ed. St. Louis, MO: Mosby, Inc; 2001:2148.

10.　Silicone Oil Study Group. Vitrectomy with silicone oil or perfluoropropane gas in eyes with severe proliferative vitreoretinopathy: results of a randomized clinical trial. Silicone Study Report 2. *Arch Ophthalmol.* 1992;110(6):780-792.

11.　Shah GK, Ahmad B. Controversies in vitreoretinal surgery: is scleral buckling an important mainstay in the treatment of retinal detachment in 2014? *Retina Today.* http://retinatoday.com/2014/02/controversies-in-vitreoretinal-surgery-is-scleral-buckling-an-important-mainstay-in-the-treatment-of-retinal-detachment-in-2014/. Published January 2014. Accessed December 6, 2018.

12.　Adelman RA, Parnes AJ, Ducournau D; European Vitreo-Retinal Society (EVRS) Retinal Detachment Study Group. Strategy for the management of uncomplicated retinal detachments: the European vitreo-retinal society retinal detachment study report 1. *Ophthalmology.* 2013;120(9):1804-1808.

13.　Shah GK, Almony A, Blinder KJ. Postoperative complications of retinal detachment repair with scleral buckles. Paper presented at: Retina Subspecialty Day, Annual Meeting of the American Academy of Ophthalmology; October 16, 2010; Chicago, IL.

14.　Seider MI, Nomides RE, Hahn P, Mruthyunjaya P, Mahmoud TH. Scleral buckling with chandelier illumination. *J Ophthalmic Vis Res.* 2016;11(3):304-309.

15.　Mehta S, Blinder KJ, Shah GK, Grand MG. Pars plana vitrectomy versus combined pars plana vitrectomy and scleral buckle for primary repair of rhegmatogenous retinal detachment. *Can J Ophthalmol.* 2011;46(3):237-241.

16.　Ryan E. Outcomes of moderately complex rhegmatogenous retinal detachment: the PRO study. Paper presented at: Retina Society; September 14, 2018; San Francisco, CA.

17.　Joseph D. Relative success of current techniques to repair primary pseudophakic retinal detachments: the PRO study. Paper presented at: Retina Society; September 14, 2018; San Francisco, CA.

第4章

剥 膜

　　毋庸置疑,剥膜是所有外科手术中最精细的操作。对于许多视网膜专修医师来说,第一次剥膜是整个专修阶段中最让人担心和激动的时刻。对于一个视网膜手术医师来说,尽管剥膜属于常规操作,而且最终也会变得很简单,但学习过程绝对是一个挑战。在此,我们会介绍一些要点,帮你开始学习曲线有点儿陡峭的剥膜历程:首先从一般原则开始,然后讨论更具体的黄斑裂孔和黄斑前膜病例。

观察系统

　　黄斑手术需要的倍率和分辨率要比标准广角镜头所能提供的更大和更好。可选择的镜头包括:需助手扶持的灌溉式角膜接触镜,可自固定的漂浮式角膜接触镜,以及非接触黄斑镜(其通过一个转椅连接在广角观察系统上,使用时可转入)。灌溉式角膜接触镜具有无与伦比的分辨率,不过在使用时需要一位有经验的助手。漂浮式接触镜比灌溉式角膜接触镜的观察范围更广一些,但是分辨率不高。非接触式镜头的观察范围更广,但是景深和分辨率最差。我建议用灌溉式角膜接触镜,不过我们团队中也有一些医师在处理很多病例时选择用非接触式镜头。有一种很有前景的观察系统称为"抬头"显示器[1]。该系统让手术医师通过 3D 眼镜在高清显示器上观察视网膜。进行黄斑手术时,该系统可以进行广角观察,使用接触镜头并拥有卓越的分辨率。我们建议尽量尝试所有的黄斑手术镜头和观察系统。毕竟,你不知道专修结束后的工作手术室设备配置如何,也不能确定助手的经验水平。

染 色

可用于辅助剥膜的染色剂包括有吲哚菁绿(ICG)、曲安奈德、台盼蓝和亮蓝。ICG 染色最适于辅助剥除内界膜(ILM)。值得注意的是,ICG 具有一些视网膜毒性[2]。曲安奈德染色玻璃体可辅助剥除视网膜前膜(ERM),因为其结晶颗粒往往会落在 ERM 表面。台盼蓝可黏附在死亡细胞上,因此可被用于 ERM 染色,同时也会对玻璃体和 ILM 染色(效果不如ICG)[2]。亮蓝染色 ILM 的毒性风险比 ICG 低 [3]。我们推荐用ICG 染色辅助剥离 ILM 和 ERM,我们并没有发现少量 ICG 短时间暴露的视网膜毒性问题(图 4-1)。

首次剥膜

刚开始做剥膜手术时,如果患者条件允许可考虑进行全身麻醉。若仅行球后麻醉,随着患者深呼吸,几乎总会有一些眼球活动。随着时间推移,你会学会随着这些呼吸运动进行

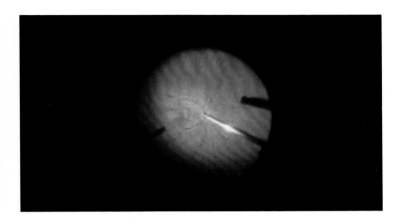

图 4-1　用 ICG 对较严重的 ERM 染色。ICG 染色非常有效,不仅对 ILM 进行了染色,同时勾勒出 ERM 的边界。

操作,如驾船一般,但这不是你首次开始剥膜时需要接受的挑战。不要因起初的一些病例需要帮助而气馁。剥膜技术经反复练习,会变得越来越容易,你只需坚持下去。

　　尽管有很多合适的手术器械,但我们更喜欢使用 ILM 镊子来完成所有的剥膜操作。所有的剥膜操作都有一个关键点:视野清晰。光导纤维需要贴近视网膜,但又不能过于贴近以防对视网膜造成光损伤。手要随着手腕而放松,支撑稳固。为了保持最佳术野,双手器械需要一起移动。如果眼球发生扭转,角膜会出现条纹,影响观察。如果在一侧推或拉套管,也会发生同样的情况。试着保持无压力作用于伤口,如同学习白内障手术时器械通过透明角膜切口一样。

不同的方法

不管是在黄斑裂孔还是在黄斑前膜病例中进行 ILM 剥除，都有一些不同的手术方法。我们先介绍一下这些剥膜方法，然后再介绍每个步骤的具体技巧。在大多数病例，我们建议用夹和剥的技巧[4]。这是一种极简单(只需一种器械)且高效的方法，但也可能是最难掌握的技术。和其他视网膜手术操作一样，这项技术需要反复的练习。随着时间的推移，你会对此操作有感觉，知道该从哪儿夹起。要知道，视网膜血管上的 ILM 是最厚的，所以可在视网膜血管弓内近血管的部位夹住 ILM。增加眼内压也很有用，可使眼球更稳定，减少角膜皱褶，提供更好的视野，同时还可减少剥膜时发生出血。镊子贴近视网膜时，轻轻地使镊子部分捏合，然后继续慢慢贴近视网膜直到刚好碰到(视网膜可能会轻微发白)，稍微上提一点儿，轻轻捏合镊子(图 4-2)。捏合镊子时，观察镊子深度和视网膜的动态。如果夹住的组织是 ERM/ILM，就不会看到有视网膜活动，当然，对于一些粘连异常紧密的 ERM，实际情况可能不是这样。如果视网膜活动，说明可能夹得过深。在早期阶段，夹得浅一些明显要比夹得深好一些。最好先试探一下，不要太激进。成功地夹住膜并确定深度合适，轻轻朝中心凹方向移动。在 ILM 剥除过程中，ILM 可能会断裂，允许朝向中心凹剥出条带状 ILM。在 ERM 病例中，会有伴或不伴 ILM 的 ERM 膜缘蹦出。最初的起瓣是最具有挑战性的。很难用文字描述的是如何观察视网膜的动态变化，遗憾的是，不同眼睛呈现的动态表现均不同。一些眼的 ILM 黏附特别紧密，而在另外一些眼，ILM 看起来却几乎和视网膜分离开了。伴有水肿

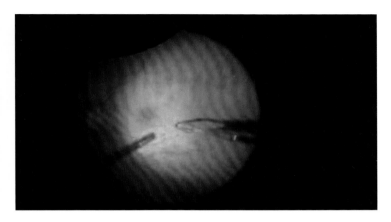

图 4-2　黄斑前膜病例中的夹膜和剥膜技术：使用的是非接触镜观察系统，ICG 作为染色剂，随着提起，一些明显的视网膜条纹会瞬时呈现，意味着此部位适合起始剥膜。

的糖尿病眼很具有挑战性，因为视网膜呈囊样水肿，而 ILM 通常粘连较紧且较脆。如前面所提到的，夹持 ILM 时须仔细观察视网膜动态变化，确保视网膜没有活动，这需要反复的练习。行 ILM 剥除时，我们通常会在中心凹的上方或下方位置开始夹持，中心凹到血管弓距离一半的范围内需避开。一般避免在盘斑束处起膜瓣（除外剥除脱离视网膜的 ILM/ERM，如之前讨论的增生性玻璃体性视网膜脱离）。在黄斑前膜手术（比黄斑孔手术更常见）中，我们会仔细寻找一处容易起瓣部位，经常会发现已轻微翘起的膜缘，也可能是皱嵴在等着你去夹。随着时间推移，你会逐渐掌握一些经验和技巧，知道在各种病例中如何选择最佳的位置来起膜瓣（更多信息见黄斑前膜手术部分）。完成起瓣后，接下来是夹住 ILM/ERM 所起的瓣，以环形撕囊的方式环绕中心凹剥离。动作要领是绕着中心凹向外走行,逐渐增加膜瓣的宽度。因视网膜存在坡度,所以 ILM 膜瓣倾向于向内走行而不是向外。有意思的是,白内障撕囊时,囊膜瓣总是倾向于向外走行,它们都与我们期望的走行方向相反。随着不断练习和在实践中应用动态剥膜技巧,你会逐渐克服这种困难。夹持 ILM 膜瓣时,将镊子垂直于膜瓣,在中间部位抓住。如果镊子是倾斜的,则容易避开 ILM 膜瓣。还没到"世界末日"(先别太绝望),但需再次贴近视网膜进行夹持,增加了夹持过深的风险。环绕中心凹进行 ILM 剥离,有利于暂停和多次重新夹住瓣缘,可以让剥膜范围更广,随着环形外向运动,剥膜的宽度逐渐增加,远离中心凹。在 ERM 病例中,当膜瓣缘被提起,在做环形撕除前可以将膜稍微抬高一点儿(稍后再做详细介绍)。

在专修培训计划中,另一项引人关注的流行技术是使用弹性环(爱尔康)剥膜。弹性环是一个带有微脊的弹性金属环,可轻柔地掀起膜瓣。用环轻轻地在视网膜表面拖拉,环上的微脊会撕裂内界膜(图 4-3)。一般应在黄斑的上方、下方或颞侧进行,避开乳斑束。然后,再用镊子抓住抬起的内界膜瓣缘,使用前面提到的基本人体工程学剥膜技术完成剥膜。在一些病例中,只使用弹性环也可以完成剥膜。掀开膜瓣后,用环贴紧内界膜裂缝并沿着视网膜拖拉。以转向的力作用于裂缝旁的 ILM,将裂缝扩大延长。环绕黄斑重复这个动作,直至将中心凹周围的膜瓣缘都掀起,形成"花瓣样"ILM。可用环将 ILM 从中心轻轻地拖走,也可以使用镊子。依据特定病例的动力学特点,可通过调节环的长度来调节作用于视网膜力的大小。环在完全伸展时较柔软,部分伸展时会较硬一些。此技术对黏附紧密的 ERM 很有用,因为从中心凹直接剥膜可能会导致全层黄斑裂孔。若你想在一些病例(巨大或慢性黄斑裂

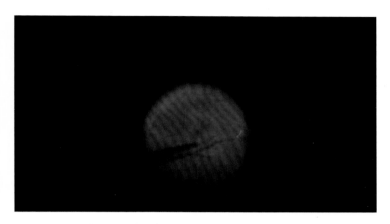

图 4-3　对这个严重的黄斑前膜病例,用弹性环在颞侧起膜瓣缘,向中心凹方向拖拉。

孔)制作反转的 ILM 瓣,弹性环也很好用。用弹性环制作一个"花瓣样"ILM/ERM,可以解除中心凹周围的牵拉力,然后再用玻切头轻轻地移除或修剪 ILM/ERM,可以避免将紧密黏附在中心凹的 ILM/ERM 拖走的必要——有希望预防医源性全层黄斑裂孔。在巨大或慢性黄斑裂孔的病例中,"花瓣样"ILM 可以折叠反转覆盖于中心凹处。弹性环技术对于刚刚学习剥膜技术的专修医师是一个非常好的起瓣方法。当然,其缺点是需要在较广范的视网膜上拖动器械,而不是仅在单一区域夹提 ILM/ERM。

　　还有另一种起膜瓣的好方法,是使用带倒钩的显微玻璃体视网膜(MVR)刀片[5]。用光导纤维或持针器在 MVR 刀片的末端制作一个倒钩。用倒钩轻轻刺破 ERM 或 ILM 的表面,形成一个小裂缝,然后用镊子抓住瓣缘,用上述方法进行剥离。

　　一些手术医师还会选择使用钻石磨砂硅胶刮刀[5]。这种硅胶刮刀(如塔诺刮刀)的功能更像弹性环,但没有弹性环柔软。要非常小心,力量过大会对视网膜组织造成较大损伤。在多数病例中,我们发现弹性环的效果与刮刀一样好,同时没有太多视网膜损伤风险。

黄斑裂孔

现在,我们已经介绍了剥膜的基本知识,接下来我们将会具体讨论黄斑裂孔手术。我们会介绍手术的关键步骤,指出关键要点,重点会集中在黄斑裂孔的 ILM 剥除细节上。

第一个关键步骤(当然是套管放置和中轴部玻璃体切除完成后)是抬起玻璃体后界膜。实际上,这一步骤可能是最重要的。许多黄斑裂孔即使没有进行 ILM 剥离也会闭合(尽管剥离 ILM 确实提高了成功率)[6]。抬起玻璃体后界膜可减少前后方向的牵引力(此力被认为在黄斑裂孔的形成中起主要作用)[7]。应用前文所描述的 PVD 制作原则,但注意动作要轻柔。在这些病例中,牵拉过猛会导致视网膜撕裂。这些眼(还有玻璃体牵拉综合征的眼)的玻璃体往往呈异常状态,一不小心就会出现医源性裂孔。接下来,修剪周边部玻璃体。在这些病例中,没有必要将所有的玻璃体都切除干净。单纯行全面、有效的玻璃体切割。之后,眼内注射染色剂。如前所述,ICG 对视网膜色素上皮(RPE)细胞具有毒性。在染色过程中,一些手术医师喜欢用笛针轻轻冲刷使 ICG 位于黄斑裂孔外来进行染色;另一些手术医师则会在黄斑裂孔滴一滴黏弹剂,以保护孔内裸露的色素上皮。ICG 需要在眼内停留约 30 秒,没有必要让其眼内停留时间超过60 秒。毕竟,只是需要淡淡的染色使 ILM 可见。我们曾在千余例患者中应用过此技术,并没有发现有病例存在毒性反应(JOM III 的个人报告)。我们所用的 ICG 是内部药房调配的,将 0.9 mL 灭菌用水注入标准吲哚菁绿 25mg 药瓶中,再注入 4.1 mL 平衡盐溶液,然后抽出可制作多瓶 ICG,通常可以保存约 6 小时。在手术室,我们会将 0.2 mL ICG 与 0.2 mL D5 混合,D5 可使 ICG"下沉"到视网膜表面。完成染色后,就该剥膜了,应用前面所述的剥膜技术。在这些病例中,需要记住一个要点,剥膜没有必要太宽,你所需要的只是解除对中心凹的牵拉,这会让近中心凹位置的剥膜(无论是应用镊子还是其他剥膜技术)变得更容易一些。不应距离中心凹太近,剥膜大约是血管弓到中心凹的中间距离。为什么提这点?因为多数新手都会倾向于从血管弓外开始剥膜,这样很难将膜一直剥到中心凹,让手术操作变得更困难。你将不得不尝试多次来获得一个足够大的膜缘,再环绕中心凹剥离。此外,一旦完成中心凹周围的剥膜,不要疯狂地试图将膜剥到血管弓处,这没有必要。记住,在黄斑区停留的时间越长,发生并发症的概率就越大。本书作者之一(JNC)更喜欢从孔的上方或下方开始剥膜,只是感觉顺手。我们团队的其他医师喜欢从孔的颞侧开始剥膜,这也没问题。通过不断练习,你会发现自己怎样最顺手。虽然我们前面已经说过很多次了,仍需重复强调。

需要注意前面所提到的一些要点。对于更大的黄斑裂孔和慢性裂孔,剥膜的范围要宽一些。对于这些病例,尽量解除所有牵拉。有一些证据表明,剥离范围宽一些并反转 ILM 瓣可能会提高慢性或大直径黄斑裂孔的闭合成功率[8]。在这些病例中,剥膜的起始位置最好稍远离中心一些。我们团队的一些医师发现弹性环对此类病例很合适,从贴近血管弓处开始。起瓣后,贴近 ILM 裂缝边缘拖拉弹性环(如前所述),扩大瓣缘。制成"花瓣样"ILM后，再用镊子向裂孔方向剥离ILM，反转ILM瓣膜覆盖裂孔。

完成剥膜后，用玻切头切除内界膜碎片（如果不想保留ILM膜瓣的话）。注意，如果打算保留一个ILM反转膜瓣，动作务必要轻柔。因为一不小心，玻切头就会不经意间切掉ILM，会让之前所有的ILM膜瓣制作工作化为乌有。接下来的一步尽管简单但很重要。仔细顶压巩膜，检查是否存在视网膜撕裂孔，需要在置换成气体前进行检查，因为裂孔会在气体下变平而不可见。你可能做了一个最漂亮的ILM剥离，但如果忘记检查视网膜是否存有撕裂孔，你的患者可能会在术后1个月发生视网膜脱离，那就意味着你没有为患者提供最好的服务。不要把简单的事情搞砸了。

接下来是换气。在后囊膜切开的人工晶状体眼中换气时，有时会在IOL表面形成凝珠，妨碍眼底观察。如果发生这种情况，有三种方法可以解决这个问题。首先，可以试着用光导或笛针擦拭人工晶状体后表面；其次，可以尝试在人工晶状体后表面涂黏弹性剂来清除凝珠。如果上述两种方法都不起作用，可以制冷灌注管道，一般会解决这个问题。完成液-气交换后，等待几分钟，让来自水化玻璃体的液体聚集在眼后部，然后再次吸干液体。最后，把空气置换成你所选择填充的气体，移除套管，手术完成。对于大多数黄斑裂孔病例，我们发现SF_6的顶压足够充分。当然，你可在不能完全复位或者复发/失败的黄斑裂孔病例中考虑使用C_3F_8，C_3F_8的长半衰期能使成功率最大化。但是我们很少使用C_3F_8，而且对于C_3F_8的使用仍存有争议，可以在复发性黄斑裂孔、气体填充手术失败的或者无法保持要求体位的患者选择使用硅油。

黄斑前膜

前文描述的很多黄斑裂孔手术步骤与黄斑前膜手术相似甚至相同,但也有一些关键的区别。以中轴部玻璃体切割为开始,接下来,确保抬起玻璃体后界膜。在很多黄斑前膜病例中,玻璃体已经后脱离,但并不都是这样。玻璃体劈裂整体看起来也好似发生玻璃体后脱离,但仍会有一层玻璃体黏附在视网膜表面。此处的解剖和病理生理有趣而复杂。在一些病例中,你会误认为玻璃体已经后脱离了,但实际上却不是,之后你会发现黄斑表面存在多层 ERM。在此种病例中,曲安奈德可以帮助确认玻璃体是否发生后脱离。

抬起玻璃体后界膜,切除周边部玻璃体,染色操作如黄斑裂孔病例。为了增强人工晶状体眼的黄斑前膜染色,可以行气下染色,让染料集中,染色效果更好。如果使用 ICG,不要让染料在眼内存留的时间太久(30 秒足以),因为存在视网膜毒性风险。再把灌注换成液体,置换出染料和空气。这项操作会增加一个手术步骤,在大多数病例中并没有必要。若你刚刚开始手术并想要一个非常好的染色, 这是一个有用的技巧。无论是行液-气交换还是简单地在液腔玻璃体中注射染色剂,都可以通过笛针或玻切头来清除染色剂。记住,ICG 不能着染 ERM,只能对 ILM 染色,ERM 会位于 ICG 染色缺失的区域(即阴性染色),常常是需要剥膜的区域。当然,很多手术医师更喜欢用曲安奈德对 ERM 进行染色,剥除 ERM 后,再用ICG 着染剩下的 ILM。染色之后,便可以进行剥膜。我们已经介绍了剥膜的基本技术,接下来将深入探讨黄斑前膜的剥膜要点。值得注意的是,我们几乎总是试着将 ILM 与 ERM 一起剥除以降低复发率。事实上，我们团队第一个报道了ILM剥除可以降低ERM的复发率[9]。如果你使用镊子剥膜，就会如我们的大部分病例一样，第一步是决定从哪里开始剥膜。在黄斑裂孔中,本书的一位作者(JNC)经常会从同一位置开始剥膜,但在黄斑皱褶中,取决于每个病例的实际情况。仔细检查视网膜,选择剥膜起始位置前,需花点儿时间简单观察一下黄斑地形。花点儿时间检查一下黄斑,通常可发现从哪些区域开始比较容易,比如皱褶严重的区域,无着染ERM间的明显着色ILM，或者ERM的抬高嵴。有时，你可以看到ERM边缘有明显的抬高，甚至可能发现有ILM裂缝来开始剥膜。随着经验的积累,你将学会识别这些特点,让剥膜越来越简单。

现在开始剥膜,记住中心凹处的剥膜要非常小心。随着经验的积累,你会学会剥膜时不仅要观察镊子还要观察中心凹。通常,试着在周围起一个ERM/ILM薄片,然后如前文所述,环绕中心凹连续环形撕囊般轻轻剥膜(图4-4至图4-6)。在黄斑裂孔中,ERM的剥除技术与ILM非常相似。在黄斑皱褶剥除,有一个实用的小窍门(不适用于单纯的ILM剥离),那就是远离中心凹轻轻地拽拉一下抬高的边缘,这好比拽拉一张床单,很多时候整个ERM平面便会与视网膜分离,就像拽拉床单时床单与床分离一样。在不同位置反复抓紧ERM轻轻拽拉,ERM薄层便可以与视网膜分离，这样便可以很容易地环形剥除ERM。记住,有时ILM会和ERM一起被剥离,有时则会带有少量或不带有ILM。建议剥除ERM后再次染色以查找残留的ILM。剥除剩余的ILM以确保所有的ERM都被剥离,同时可降低复发风险[9]。如果患者在手术过程中活动,剥膜操作会拖延一段时间,这时保留ILM也是完全可以

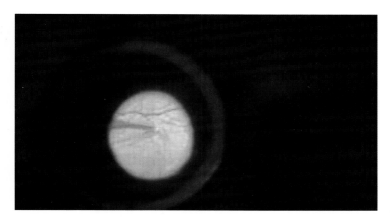

图 4–4 环形剥除 ERM：一旦有瓣翘起，扩大瓣缘，这样便可以抬起 ERM 膜片，环形方式剥除黄斑前膜。注意：这个病例使用的是灌溉式接触镜。

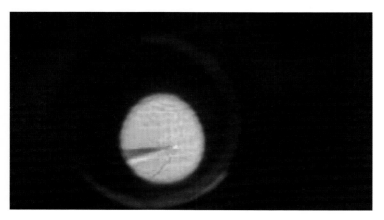

图 4–5 环形方式剥除 ERM：镊子以环形方式经中心凹向颞侧再向上方移动。

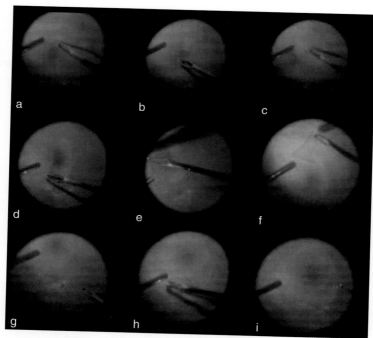

图 4-6　展示了一名糖尿病患者的 ILM/ERM 剥离，如连续环形撕囊般进行。(a)中心凹位于清晰着染的 ILM 的中间位置,在中心凹的正下方开始 ILM 起瓣。(b)朝中心凹方向剥离出条带。(c)抓住所剥起条带的边缘,开始环形剥离 ILM。(d)向上环绕剥除 ILM。由于视网膜的自然坡度,ILM 倾向朝中心凹方向走行。因此, 镊子需向外移动以保持环形剥膜。(e)持续朝视神经方向剥离 ILM,现在朝向下方。(f)持续向下,现在朝颞侧分离。(g)剥离的条带再向上绕一下以加宽 ILM/ERM 的剥除。(h)将 ILM 再次引向鼻侧,远离黄斑中心。(i)完成 ILM/ERM 的剥除。

的,剥除 ILM 并没有显示更好的术后功能结果[10]。如果保留 ILM 可以避免一些灾难性后果,那么最好还是留下 ILM。在任何时候,只要操作可能对中心凹产生较大的牵拉力,动作就要轻柔。如前文提到的那样,如果膜与中心凹紧密粘连,可考虑环绕中心凹进行"花瓣样"剥膜,而保留中心凹表面的ERM/ILM。完成"花瓣样"剥膜,会减轻对中心凹的牵拉,然后再轻轻地向中心凹方向剥膜。如果对中心凹的牵拉已经被解除,就不太可能引起麻烦。在这些病例中(ERM 与中心凹视网膜黏附紧密),如果剥膜动作过大,不小心撕裂中心凹表面的ERM/ILM,就很可能形成全层裂孔或剥除了色素上皮。如前文所述,在这些病例很适合使用弹性环制作"花瓣样"ERM/ILM。

在人工晶状体眼患者中,如果术野不清晰,你可以考虑用玻切头切开后囊。你会惊奇地发现,这样做之后的术野会变得多么棒。此外,如果已经开始剥膜,却看不到膜缘,可以考虑重新染色,之后便会更好地观察膜缘,这样才能完成剥膜。在一些黄斑前膜病例中,可能着染很淡或没有着色,通常是由于 ERM 较致密,称为"蹦床样"皱褶。这些 ERM 膜的粘连非常紧,为了找到边缘,镊子开口必需张开得大一些,抓得稍深一点儿。捏住,轻轻抬起再松开,这样就能观察到边缘了。这是一个更高级的手法操作,但非常有用。对于"蹦床样"皱褶,有时也可以用弹性环制作一个裂口。夹提几次或用弹性环拖拽后,再次染色。这时,如果在 ERM 上已经制作出一些裂口,就应该可以看到 ILM 着染,便可以继续剥膜了。对付这种粘连紧密 ERM 的另一个方法是用 25G 针头或 MVR 刀片,用其头部倒钩的侧面将"蹦床"滑开。

剥膜结束时,不要忘记移除 ERM 和 ILM 的碎片,顶压巩膜排查视网膜裂孔。不要把简单的事情搞砸了(图 4-7)。我们还建议注射一点儿抗血管内皮生长因子(VEGF)药物,有时

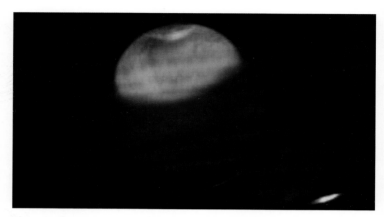

图 4-7 不要把简单的事情搞砸了。手术结束时需在巩膜顶压下环绕检查周边视网膜,以确保没有裂孔。

会往玻璃体腔注射地塞米松。我们并不是认为 ERM 是 VEGF 介导的,注射这些药物的目的只是理论上减少术后囊样黄斑水肿的发生。

剥膜要点

如果夹持太深会发生什么?每个人都想知道。好吧,不要尝试,但若发生了,也可能没事。尽管夹持过深可能会在 RPE 上形成凹痕,在原位形成小的脉络膜视网膜瘢痕,引起暗点,但大多数过深的夹持只是造成小的神经纤维层缺损,能够消退。过深夹持还可能导致偏心黄斑裂孔(特别是颞侧黄斑),因为裂孔的位置比较靠后,同时其周围的 ILM 会被剥离(解除牵拉),这些裂孔大多数不会引起症状,也不会导致视网膜脱离。相应的,这些裂孔通常也不需要激光治疗。通常来说,眼睛的包容性很强。

如果你在黄斑前膜病例中造成了一个全层的裂孔,该怎么办?例如,你拽拉中心凹表面紧密粘连的 ERM 时用力过大,造成了裂孔。这是一个证明术中 OCT 实用性的例子,OCT可以确认是否存在全层裂孔。然而,在大多数情况下,即使没有 OCT 你也会发现发生了全层视网膜裂孔。在可疑孔表面注射曲安奈德覆盖,也能帮助确认是否存在全层裂孔,曲安奈德颗粒往往附着于裂孔底部。如果确认已经发生全层裂孔,可以考虑用空气或惰性气体填充。如果把患者当作全层裂孔来治疗,裂孔很可能会闭合。如果不能确定,最重要的是保证安全——填充空气或惰性气体。

尽管我们介绍的只是一些表浅知识,但是你现在可以拿起工具开始视网膜手术了。刚开始时如果遇到困难,切记不要丧失信心。随着不断练习,你可能会成为此类手术的专家。

参考文献

1. Charles S. Getting specific about 3-D visualization: an understanding of the features and benefits of this new technology is necessary to its successful implementation. *Retina Today*. http://retinatoday.com/2017/12/getting-specific-about-3-d-visualization/. Published November 2017. Accessed December 8, 2018.
2. Adelman RA. Indocyanine green and trypan blue in vitreoretinal surgery. In: Peyman GA, Meffert SA, Conway MD, eds. *Vitreoretinal Surgical Techniques*. 2nd ed. London, United Kingdom: Informa UK Ltd; 2007:366-367.
3. Enaida H, Hisatomi T, Hata Y, et al. Brilliant blue G selectively stains the internal limiting membrane/Brilliant Blue G-assisted membrane peeling. *Retina*. 2006;26(6):631-636.
4. Charles S, Calzada J, Wood B. General posterior segment techniques. In: Charles S, Calzada J, Wood B, eds. *Vitreous Microsurgery*. Philadelphia, PA: Lippincott Williams & Wilkins; 2007:63.
5. Cheema RA, Fraser EA. Internal limiting membrane peeling in macular surgery. In: Peyman GA, Meffert SA, Conway MD, eds. *Vitreoretinal*

Surgical Techniques. 2nd ed. London, United Kingdom: Informa UK Ltd; 2007:360.

6. Spiteri Cornish K, Lois N, Scott N, et al. Vitrectomy with internal limiting membrane (ILM) peeling versus with no peeling for idiopathic full-thickness macular hole (FTMH). *Cochrane Database Syst Rev.* 2013(6):CD009306.

7. Aaberg TM, Blair CJ, Gass JD. Macular holes. *Am J Ophthalmol.* 1970;69(4):555-562.

8. Michalewska Z, Michalewski J, Adelman RA, Nawrocki J. Inverted internal limiting membrane flap technique for large macular holes. *Ophthalmology.* 2010;117(10):2018-2025.

9. Mason JO, Roberts B, Emond TL, Feist RM, McGwin G. Visual outcomes and recurrence rates of macular pucker surgery with and without internal limiting membrane peeling. *Clin Surg Ophthalmol.* 2004;22(1-2):6-10.

10. Azuma K, Ueta T, Equichi S, Aihara M. Effects of internal limiting membrane peeling combined with removal of idiopathic epiretinal membrane: A systematic review of literature and meta-analysis. *Retina.* 2017;37(10):1813-1819.

第 5 章

糖尿病相关玻璃体切割术

糖尿病性玻璃体积血

糖尿病性玻璃体积血可能是所有视网膜疾病中手术效果最令人满意的。只需要几分钟,玻璃体切割就可以清除玻璃体积血,让一只看不见的眼睛几乎恢复全部的功能。在此,我们将介绍一下糖尿病性视网膜病变的基础,一路直击要点。请记住,我们讨论的是无法自行吸收的玻璃体积血[或注射抗血管内皮生长因子（VEGF）和（或）全视网膜光凝术(PRP)后]。

以常规方式放置玻切套管后,进行中轴部玻璃体切割。很多糖尿病性视网膜手术就是切除眼睛所呈现的异常,如果看到抬高的积血和玻璃体后界膜,那么就先从这片区域入手。先从简单的事开始,采摘触手可及的果实,不久就可以达到手术目的。现在,几乎所有糖尿病病例的手术关键都是制作玻璃体后脱离[1]。在某种意义上,玻璃体后脱离就是一种疾病。玻璃体表面对新生血管的牵拉会导致复发性玻璃体积血及随后的牵拉性视网膜脱离(TRD)。玻璃体切割术可以切除玻璃体后界膜,解除玻璃体对视网膜和新生血管复合体的牵拉,以预防复发性出血和牵拉进展,大多数时候可以维持视力稳定。所以,当你开始玻璃体切割手术时,先将眼内情况看一下。玻璃体后界膜贴附在位(几乎总是这样)吗?部分抬起吗?致病的新生血管在哪里?如前面提到的,从可见的玻璃体凝胶/积血抬高区域入手。在一些糖尿病病例中,可以用玻切头在玻璃体后界膜上制作一个孔洞,通过振动将余下的后界膜从视网膜上分离开[1]。随着平衡盐在玻璃体后界膜和视网膜之间流动,灌注液会逐渐将玻璃体后界膜分离下来。玻切头的湍流经常会使后界膜松解。用这种方法就可能抬起整个后界膜,一点儿也不需要拽拉。振动的玻切头在眼内环周移动,前后方向运动抬起玻璃体后界膜,动作优美而安全。但是,在大多数时候,抬起玻璃体后界膜需要花费一些功夫。

　　在糖尿病病例中,通常最好从视神经处开始吸拉。关闭切割,只以吸引模式开始吸拉玻璃体后界膜。使用前面在"基础玻璃体切割技术"一章中介绍过的方法:贴近视神经,玻切头开口朝向玻璃体凝胶,玻切头沿着视网膜表面扫动,然后抬起。要点很简单:小心一点儿。任何人都可以撕下玻璃体后界膜。在糖尿病病例中的讲究之处在于知道什么时候可以吸拉,什么时候需要停止操作。如果你撕碎了玻璃体凝胶,就可能撕破视网膜。向上提拉玻璃体后界膜时,需要仔细观察牵拉区域。如果看到某个区域玻璃体凝胶粘连异常紧密(通常是其他新生血管化区域),停下来,贴近牵引处打开切割模式,切除"纤维血管钉"周围的玻璃体凝胶,把它从玻璃体中分割出来[2]。现在你可以继续吸拉操作。在一些病例中,操作过程包括多次吸拉、切割、再吸拉、再切割。最终,你会以这种方式完全抬起整个玻璃体后界膜,有效地解除其对视网膜和(或)NVE 区域的牵拉。

如前文所述,偶尔也有患者的玻璃体后界膜在纤维血管增殖区域(纤维血管钉)与视网膜粘连紧密[2]。这些黏附区域通常与局部牵拉性视网膜脱离(TRD)相关。过度提拉这些区域玻璃体会撕裂视网膜。此种情况在经历过 PRP 或多次抗 VEGF 药物注射的眼中额外明显,其玻璃体在纤维血管增殖区域粘连异常紧密。新生血管的暂时消退使这些眼睛的眼底出现黏附较紧的纤维钉,让这些局部区域难以处理。在这样的病例中,明智的医师会尽可能仔细地分割,灼烧活跃的新生血管芽,并仔细地环绕这些区域进行激光治疗。如果你过于固执地继续牵拉玻璃体,会导致网膜撕裂。网膜撕裂虽不是世界末日,但会导致增生性玻璃体视网膜病变(PVR),而糖尿病性 PVR 合并增殖性糖尿病性视网膜脱离很难处理。与科学相伴的艺术在于,知道何时停手。这真的只是源于经验。只需记住,在这些区域进行操作,当你开始怀疑是否应该停止时,可能就应该停止了。请记住,通过初始手术放松视网膜再去除残留的瘢痕组织较由于一开始过于激进操作而需再处理 PVR /增生性糖尿病视网膜脱离简单得多。不要尝试把眼底做得只是看起来漂亮。进入眼内,治疗病变,然后退出。

尽管在经过 PRP 和(或)玻璃体腔注射抗 VEGF 的眼中玻璃体后界膜与视网膜粘连紧密,但也要指出术前良好的 PRP 可以提高手术成功率。如果术中确实造成了视网膜破裂,之前的激光会在很大程度上保护视网膜,避免脱离。因此,我们团队的一些手术医师会在玻璃体切割术前尽可能进行 PRP。但其他一些医师却很少在术前进行 PRP,他们认为激光会对玻璃体后界膜产生之前描述过的动力学影响。这是用多种不同方法处理常见视网膜手术问题的又一个例子。如果你在术中确实造成了医源性损伤,试着解除撕裂区域周围的牵拉,这样破损处视网膜在术后便可以保持闭合/封闭。在这些患者中,除了术前 PRP,也需要考虑术前进行抗 VEGF 治疗[3,4]。一些手术医师发现这会有助于预防术中和术后出血(可能会减少新生血管灼烧的需求),但要小心,如果手术时间被推迟,新生血管组织有可能破裂,造成更大的困难。所说的破裂,是指活跃的新生血管组织退化成逐渐收缩的纤维组织撕裂视网膜的过程。另外,正如我们之前所介绍的,术前抗VEGF 治疗后延迟手术(与 PRP 类似)会改变术中玻璃体的动力学,使玻璃体黏附得更紧,难以被抬起。到目前为止,术前没有关于行 PRP 和(或)抗 VEGF 治疗的硬性规定。很多病例已经为你做出决策,因为你会在病情发展严重和持续出血需要手术之前,进行多次注射和激光治疗。如果检查时发现有明显的视网膜牵拉,同时你又计划在术前给予抗 VEGF 药物,则需要谨慎,不要将手术拖延 1 或 2 周以上,以降低病情进展成牵引/视网膜撕裂的风险。

　　一旦玻璃体后界膜被抬起,就进行周边玻璃体削切。进行彻底的周边玻璃体切除固然好,但要小心自然晶状体眼。不要忘乎所以地尝试将下方的最后一点儿积血(重力会导致大部分玻璃体积血聚集于下方)都清除掉,然后触碰了晶状体。在人工晶状体眼中,你可以更安全地清除前部的积血,如果可能的话,尽可能多地切除,尝试切除锯齿缘附近的前部积血/凝胶(图 5-1)。在这些患者中,在前方通常会有一条带血的环型玻璃体凝胶带,可以对其安全地切除,如果将其残留,其会像海绵一样使积血慢慢渗出。此外,该环还会收缩并

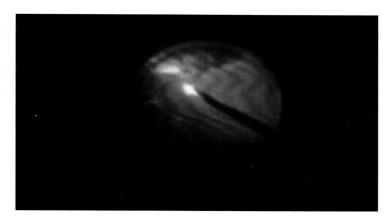

图 5-1 在人工晶状体眼中削切周边部积血和玻璃体：如果可能，尽量贴近视网膜切除玻璃体和积血。

牵拉扁平部/皱襞甚至虹膜背面的新生血管，导致复发性玻璃体积血。在这步操作中，你需要一个助手帮你顶压巩膜。其实，你将会使用在视网膜脱离中所用的削切基底部玻璃体的相同技术。

　　彻底地进行玻璃体切除后，接下来就是止血，可以通过眼内电凝、眼内激光或者两者结合来完成。在一些病例中，玻璃样后界膜会被平稳地抬起，没有血管活动性出血，可能术前注射贝伐单抗的病例大多会如此。在这种情况下，进一步行 PRP，随着病情的进展，应认识到涡流状的出血可能提示存在血管缓慢渗漏。其他一些病例可能会有非常活跃的出血血管，这时最好使用眼内电凝烧灼血管。进行轻度灼烧，能量通常设置为 16%~26%，轻轻接触血管同时踩脚踏，目的是在不触碰损伤视网膜情况下将血管灼烧变白，同时还要避免健康的视网膜血管闭塞。一个可以提高活动性出血血管可见性的技巧是将笛针置入眼内并轻轻按压阀门,形成一股水流吹散视网膜表面的出血,便能更好地观察到血管并判断它们是否正在渗漏或凝结(图5-2)。最好在电凝区域周围进行密集的激光光凝,以防无意间造成视网膜损伤。也可以直接在血管表面进行激光光凝。实际上,少量出血时,只使用眼内激光足以达到止血效果。在任何情况下,都需要仔细观察病情进展,一旦发现任何血管渗漏,需考虑进行眼内电凝或激光。没有什么比在术后第一天看到一位糖尿病性玻璃体积血患者出现大量出血更令人沮丧了。

　　完成止血后可以开始进行 PRP。在大多数情况下,我们会首选眼内激光,与前面描述的视网膜脱离眼内激光光凝技术相同(图5-3 和图5-4)。然而,在自然晶状体眼中,可以考虑行间接镜激光光凝。请记住,在眼内操作的时间越长,发生风险的可能性就越大。患者会突然醒来,你知道接下来会发

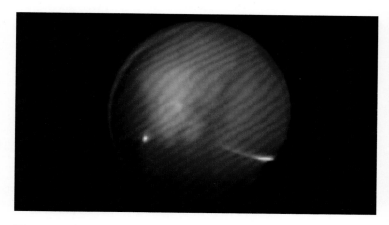

图5-2 用笛针轻轻抬起视网膜前出血,以便更好地观察视网膜表面。这是一种安全且简单的改善术野可视的方法。

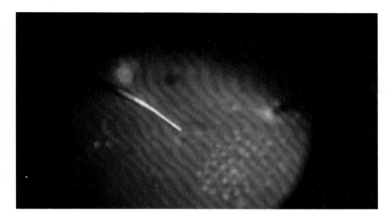

图 5-3　行眼内 PRP 激光：在这个糖尿病玻璃体积血的病例中，多处 NVE 区域被分割并烧灼。使用眼内激光进行 PRP。

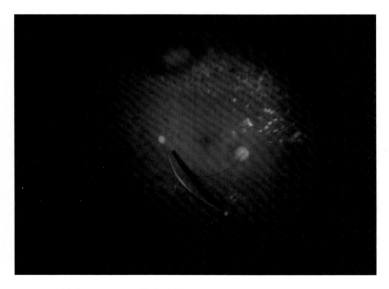

图 5-4　补充 PRP：用眼内激光补充 PRP。

生什么,眼内激光探头会在晶状体上划出条状痕迹。这也是一种磨练你间接镜下打激光技能的好方法。由于患者在手术室已经服用了镇静剂,这是进行前段激光的最佳时机(图5-5),我们建议将激光一直打到锯齿缘。我们倾向于绕开3钟点和9钟点位以避开睫状神经节。我们也不会将PRP激光打到血管弓内,除非在缺血严重(将激光打到血管弓内也没有错——毕竟,严重的眼缺血需要治疗)的情况下。你可以随时在诊疗中增加后段的激光。

完成PRP后,再次用玻切头吸除玻璃体腔的其他出血,再次检查是否有血管活动性出血。此时这个手术基本完成了。为了预防额外的NVE并减少术后糖尿病性黄斑水肿,我们通常会在眼内注射1针贝伐单抗。可简单地通过套管注射贝伐单抗,然后拔出套管。一些手术医师建议在注射贝伐单

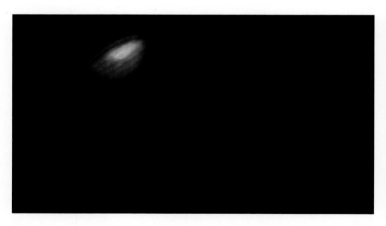

图5-5　一只手持巩膜顶压器,另一只手持带导光的眼内激光,PRP可以到达锯齿缘。进行前段激光的最好时机是在手术室,这时患者被阻滞麻醉和镇定。额外花几分钟来进行眼前段激光是非常值得的。

抗之前夹住灌注,然后从后段排出少量平衡盐,这样可使眼球保持在生理眼内压水平,防止贝伐单抗通过灌注套管反流。

还有几点需要提一下。首先,之前行过玻璃体切割手术的眼球术后倾向低眼内压状态。我们建议对这些病例使用27G玻切头,特别是在人工晶状体眼。在自然晶状体眼中,越易变形的器械越难操控。我们偶尔也会选择在巩膜切口缝合几针。还有一个可选方案可能会让患者术后感觉更舒服一些(缝线会在起初的几周内对患者有刺激),那就是眼内留下约40%的空气。空气能堵塞巩膜切口,预防渗漏。你可能永远都不会在糖尿病视网膜手术结束时进行部分液–气交换,但它往往可以防止再出血发生,避免缝合,理论上可以降低眼内炎的风险。空气将会在几天内消失。无论以何种方式处理此问题,都需要思考一下。糖尿病患者低眼压会导致术后出血,而且常常是满玻璃体腔积血——回到了病情最初的样子。

在下一节,我们将更深入地介绍糖尿病视网膜手术并讨论对糖尿病性 TRD 的管理,会应用许多刚刚介绍的原则。糖尿病纤维血管增殖会导致牵拉性及联合性 (牵拉性和孔源性)视网膜脱离,这需要其他一些精细而大胆的操作。下一节将会为你提供一个框架来应对这些具有挑战性的病情。

牵拉性视网膜脱离

这种病例很棘手,尤其对于学习视网膜手术的新手来说。我们所有人都记得自己专修期间的第一台 TRD 病例,有种"撞墙"的感觉——不知道下一步该做什么。当你在培训早期观看一台 TRD 手术时,会很想知道主治医师如何分辨视网膜组织和糖尿病瘢痕组织,这很正常。在这些病例中,很难说清看到的组织是什么,这是真的。然而,随着反复的练习和经验积累,你会体会到那种感觉。

手术开始,玻璃体切割套管放置同其他疾病一样。和简单的糖尿病性玻璃体积血一样,糖尿病性 TRD 的手术关键是制作玻璃体后脱离——特别是对于可导致视物变形的黄斑区的牵拉。要记住一个关键点:手术的目标不是把视网膜表面的每一处小瘢痕组织都去除掉,不是为了让眼睛看起来很漂亮,而是让患者看得更清楚。进入眼内,去除关键部位的瘢痕组织,然后退出去。再强调一下,手术不需要切除所有的异常组织。全部切除是会让视网膜在术后裂隙灯检查下看起来更好、更美观,但这样也可能会导致更多的视网膜破损而不得不选择硅油填充,甚至可能发生最糟糕的 PVR(图 5-6)。进一步解释这个概念,鼻侧的牵拉性瘢痕组织不是很重要,它不会直接牵拉黄斑,没有必要去除。不要过激地去除鼻侧的瘢痕组织,不值得冒险,患者永远不会因为鼻侧牵拉而失去视力。

做好通道后,进行中轴部玻璃体切割,检查 TRD 的严重程度。同常规的糖尿病性眼底出血手术一样,从低处的果实开始摘。你经常会看到中周部某个区域的玻璃体后界膜有部分抬起,用玻切头在玻璃体后界膜做一个开口。在这些病例中,常常可以从玻璃体后界膜稍靠后的区域开始去分离周边部的后界膜,在后极部后界膜通常会与糖尿病血管瘢痕组织复合在一起。手术开始时的这些步骤最好在广角观察下完成,包括眼内检查、中轴部玻璃体切除和去除容易触及的玻璃体后界膜。接下来,抬起余下的后界膜,进行分割和分层。分割指的是瘢痕组织间的分离,分层指的是瘢痕组织及玻璃体后界膜与视网膜的分离[5]。大多数瘢痕组织往往位于后极

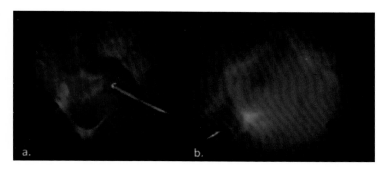

图 5-6 （a）此图显示了手术刚开始时严重的 TRD。手术的目的是解除重要结构。(b)此图为手术快结束时。请注意,眼睛看起来并没有完全清除所有的纤维血管组织,但是解除了黄斑牵拉。该患者术后 2 周视力为 20/40。记住,你的目标是让眼睛看得更清楚,而不是看起来很漂亮。

部,会沿着血管弓对黄斑产生牵拉(图 5-7)。在这些更精细的操作中,灌溉镜或其他黄斑镜通常会很有用。我们一般用玻切头完成大部分操作,进行分割和分层时会将切割头置于视网膜和瘢痕组织/玻璃体后界膜之间,沿着视网膜表面以轻微向上提拉的动作进行切割,就像在小隧道中操作一样,打开解剖平面,持续用玻切头在隧道中操作,直至切开操作区域的瘢痕组织。在一些病例中,内界膜镊会有助于显露平面,轻轻拽动瘢痕组织,常常可以看到视网膜的动态变化。显然,如果拉得太用力会撕裂视网膜。随着时间的推移,你会感受到应该用多大力量进行牵拉效果最好。将瘢痕组织的条带从视网膜上剥离无疑是一项艰难的工作,对于这些需要特别烦琐解剖操作的病例,可以使用吊景灯。在吊景灯下可以进行双手操作,一只手持玻切头,另一只手持镊子。镊子可以帮助玻切头抬高瘢痕及玻璃体后界膜组织平面。另一个较巧妙的操

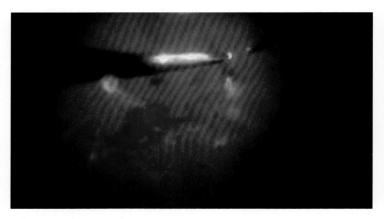

图 5-7 分割：在这个局部 TRD 病例中，用玻切头分割血管弓间的牵拉膜直至黄斑颞侧。解除此处的纤维血管增生有助于预防其对黄斑部的进行性牵拉。

作是用内界膜镊轻轻抓住视神经表面的视盘新生血管（NVD），从视盘处抬起组织，这是因为视神经可以提供一些反向力。抬起瘢痕及玻璃体后界膜组织（组织与视网膜的分层）可以打开解剖平面让手术进一步进行（图 5-8）。一旦重要部位的牵拉得到解除，即使残留部分纤维血管斑片，手术也可以继续进行。

　　视网膜重要部位的牵拉被解除后，剩下还需要做什么取决于：①术中是否造成视网膜破损；②术中是否造成多处视网膜破损；③TRD 是否非常严重。最好的情况是没有产生任何医源性视网膜损伤，只需像其他糖尿病病例一样结束手术即可。确定进行了很好的止血，使用眼内激光或间接镜激光完成了较好的 PRP，留下一点儿贝伐单抗，取出套管针。如果造成了一些视网膜破损会发生什么？首先，这不是世界末日。

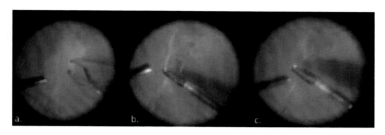

图 5-8　（a）抓住视神经上的 NVD 和纤维组织。（b）纤维组织被轻轻地抬起。（c）NVD 现在已经从视神经上被抬离，为玻切头的切割创造了更多的空间。

我们之前说过,你必须打碎几个鸡蛋才能做一个煎蛋。若你确实在术中造成了视网膜破损,那么去除损伤处周围的所有糖尿病性纤维血管瘢痕组织就变得至关重要。如果在破损处视网膜表面留下持续牵拉,那么手术注定会失败。牵拉组织将不可避免地收缩并撕裂视网膜,导致孔源性视网膜脱离(RRD)/TRD 并发症,还可能伴有 PVR(不是开玩笑的)。所以,仔细分割裂孔周围的组织,即使意味着裂孔会扩大一些。接下来,用电凝标记裂孔,手术变得更像一个 RRD 病例。进行液-气交换,从裂孔处吸除视网膜下液。在裂孔周围进行激光,然后进行 PRP。最好先行裂孔周围激光再行 PRP,尤其是在自然晶状体眼中,因为你永远不知道在空气下视野什么时候会变差。接下来需要选择填塞物,如果病变不是很广泛,只是造成少量裂孔,气体填充可能就可以。但是,如果存在广泛的纤维血管瘢痕组织、严重的牵拉、多处视网膜破损、合并 RRD 或 PVR,选择硅油会好一些。

　　这些都是棘手的病例,但目前的技术已经很先进,让玻璃体切割手术变得越来越安全,适应证逐渐扩大,让我们可以帮助更多的糖尿病患者[6,7]。记住你的手术目的：解除对黄斑的牵拉。不要尝试让眼睛表面上看起来很漂亮。进入眼内，完成任务，然后退出。如果你用两个多小时来处理其中一处脱离，可能也不会提高任何手术效果。

参考文献

1. Lee MS, Abrams GW. Membrane dissection in proliferative diabetic retinopathy. In: Peyman GA, Meffert SA, Conway MD, eds. *Vitreoretinal Surgical Techniques.* 2nd ed. London, United Kingdom: Informa UK Ltd; 2007:252-257.
2. Eliott D, Lee MS, Abrams GW. Proliferative diabetic retinopathy: principles and techniques of surgical treatment. In: Ryan SJ, Wilkinson CP, eds. *Retina.* 3rd ed. St. Louis, MO: Mosby, Inc; 2001:2436-2468.
3. Velazquez JC, Aleman I, Rush SW, Rush RB. Bevacizumab before diabetic vitrectomy. *Ophthalmol Retina.* 2018;2(10):1010-1020.
4. Modarres M, Nazari H, Falavarjani KG, Naseripour M, Hashemi M, Parvaresh MM. Intravitreal injection of bevacizumab before vitrectomy for proliferative diabetic retinopathy. *Eur J Ophthalmol.* 2009;19(5):848-852.
5. Charles S, Calzada J. Diabetic retinopathy. In: Charles S, Calzada J, Wood B, eds. *Vitreous Microsurgery.* Philadelphia, PA: Lippincott Williams & Wilkins; 2007:104.
6. Mason JO III, Colagross CT, Vail R. Diabetic vitrectomy: risks, prognosis, future trends. *Curr Opin Ophthalmol.* 2006;17(3):281-285.
7. Mason JO III, Colagross CT, Haleman T, et al. Visual outcome and risk factors for light perception and no light perception vision after vitrectomy for diabetic retinopathy. *Am J Ophthalmol.* 2005;140(2):231-235.

第 **6** 章

眼内炎的玻璃体切割

在这一章节,我们将介绍眼内炎的玻璃体切割术。尽管这些病例不如之前讨论的那些病例在技术上具有挑战性,但是,如果处理不当,可能会造成灾难性后果。这些病例为视网膜手术医师提供改变患者命运的机会。遵循关键步骤,避开某些陷阱,有助于取得手术成功,避免灾难。下面要讲的内容会告诉我们如何一步一步用简单的方法来处理这些病例,属于手术初级阶段,并没有深入探讨眼内炎玻璃体切割研究(EVS)[1]和手术指征。

病例选择

需要简要地说明一下,我们没有严格遵守 EVS 关于玻璃体切割与穿刺取液注药的病例选择指南(手动视力及以上选择穿刺取液注药治疗,手动视力以下选择玻璃体切割手术治疗)。更确切地说,我们是基于每名患者的基本情况决定的。通常,我们会对视力 20/400 或更差的眼考虑行玻璃体切割手术（这是基于伯明翰阿拉巴马大学发表的一个系列病例报告，其中包含 126 名患者，结果证明对视力 20/400 及以下的眼选择行玻璃体切割手术治疗，结果优于穿刺取液注药）[2]。这并不是说我们不会对视力更好的患者选择行玻璃体切割手术治疗，在特定的病例，我们也会选择玻璃体切割手术。对每一位患者，除了视力，我们还会考虑起病缓急、前房反应及玻璃体炎症的严重程度。如果患者的视力为 20/200，但是细胞（4+）伴有 2mm 前房积脓和混浊致密的玻璃体炎症，我们肯定会倾向选择玻璃体切割手术。相反，如果视力 20/80，伴有轻度的玻璃体炎症，眼底模糊可见视盘和血管，这可能更适合穿刺取液注药。这只是两个例子，但其表达了我们的观点。现在的技术已经从 EVS 时代的切速 600 次/分的 20G 玻璃体切割发展到了小切口、切速达 10 000 次/分的无缝线玻璃体切割，所以我们相信玻璃体切割对于很多光感视力以上的患者是最好的选择。

获取纯净的玻璃体样本

手术开始，放置玻璃体切割套管，不要打开灌注，需要先获得一份纯的、未经稀释的玻璃体样本[3]。为此，断开玻切头的抽吸管道，将玻切头连接到 3mL 注射器上。采集样本前，需确认灌注位置正确。有时，在一些玻璃体腔和前房内有大量纤维素性渗出的炎症眼中，很难确认灌注位置。在这些病例中，可以从灌注套管伸入光导纤维并抵至 IOL 后方，确认灌注管置于玻璃体腔中（图 6–1）。确认后，通过颞上方套管伸入玻切头至 IOL 后方，让助手持注射器。准备好后，踩下脚踏，在助手回抽注射器的同时开始切割。助手需注意只在切割时

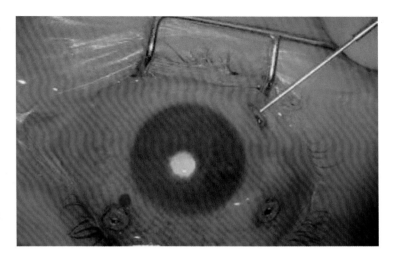

图 6-1　在这个眼内炎病例中,瞳孔是缩小的,纤维素性渗出阻挡了经 IOL 的视线。光导纤维经套管伸入眼内位于 IOL 后,以确保套管插入玻璃体腔,然后可以放心地放置灌注。

进行抽吸,密切观察眼球,确保不要抽瘪,至少取 1mL 玻璃体样本。我们发现,通过颞上方套管取样本较容易操作。左眼手术时可以用左手取,右眼手术时用右手取,这样可以避免经眉弓部操作。偶尔,你还可能需要对自然晶状体眼的眼内炎行玻璃体切割,通常发生在球内注射后或引流装置相关的眼内炎病例。前面的步骤基本相同,但要注意避免损伤晶状体。取样本时,确保切割头探得足够深,这样晶状体便不会受到损伤。在这些病例中,确认灌注很困难。你希望可以轻松地看到灌注头。如果看不到,试着像前面提到的那样用光导探入套管,但需要进入眼内深一些。如果仍然不能确定,可以选择放置较长的灌注套管头(6mm),这样便可以确保灌注头位于玻璃体腔中。取完样本后,打开灌注。让手术室的工作人员将样本送出进行革兰染色和培养。现在,你可以开始处理这个病例。

前房冲洗

在很多眼内炎病例中,前节情况可能影响玻璃体切割时术者对眼后段的充分观察[4]。如果出现这种情况,那么玻璃体切割前有必要先进行前房冲洗。用15°刀 (或任意型号穿刺刀)在上方角膜缘制作一个穿刺口(图6-2)。用27G 针头连接平衡盐溶液(BSS),冲洗前房(图6-3)。这个步骤需要在夹闭灌注后进行。轻轻冲洗,同时轻压切口后唇,让房水、纤维蛋白和 BSS 流出眼外。注意不要碰到虹膜或过度灌注(可能导致虹膜脱出)。因为已经夹闭灌注,你可以用冲洗针头控制

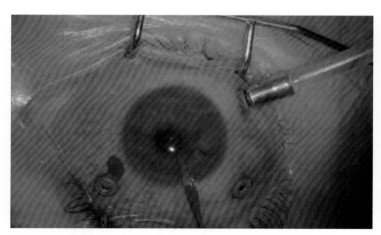

图 6-2　用15°刀做侧切口准备行前房冲洗。

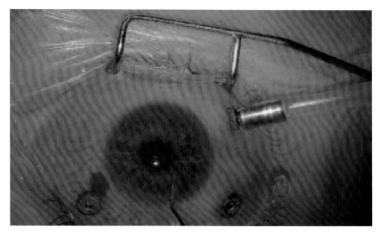

图 6-3 夹闭灌注后,通过侧切口用 27G 针头注入 BSS。压切口后唇,让液体、纤维蛋白、前房积脓和碎屑物质流出。

眼压。如果打开灌注,让 BSS 进入玻璃体腔会导致后节压力升高和前房变浅。即使多次冲洗前房,如果 IOL 上存有明显的纤维蛋白和积脓,也会影响你对后节的观察,可以用镊子去除这些物质(图 6-4 和图 6-5)。我们往往使用内聚型黏弹剂来稳定前房,这样便可以在不明显损伤虹膜和角膜内皮的情况下去除黏附性物质。夹闭灌注,注入黏弹剂,用内界膜镊或 MaxGrip 镊(爱尔康)小心夹出 IOL 表面或下方房角的纤维素,从穿刺口轻轻取出,再用 27G 针头将前房内的黏弹剂冲出。此时,你便可以看清眼底并开始进行玻璃体切割。请记住,对于视网膜手术医师来说,在这些操作中,前节操作是比较容易的。不要试图从前房中清理出所有的物质,这会导致虹膜脱出,并且会在你意识到之前,致使瞳孔缩小。不要因前节处理而分散注意力。

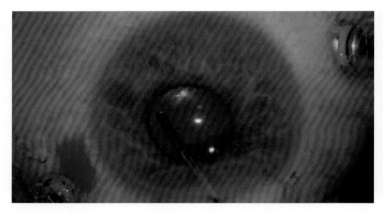

图6-4　前房冲洗时,如果有纤维素或脓性物质不易被冲出,可以用内界膜镊将它们夹出前房。注射内聚性黏弹剂可以避免前房塌陷,让这一步操作更容易一些。记住,最后需要将黏弹剂置换出来。

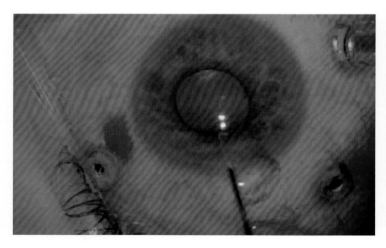

图6-5　用镊子从侧切口夹出纤维蛋白样物质,注意红光反射的改善程度,这可以使玻璃体切割操作更可控。

基本玻璃体切割治疗眼内炎

玻璃体切割术的基本原则仍然适用于这些病例,先切割中轴部玻璃体。由于感染性物质的存在,不可避免地会影响内眼观察。与糖尿病病例一样,先做易处理的部分,清除中轴部玻璃体和易见的纤维蛋白性物质(图 6-6 和图 6-7)。完成中轴部玻璃体切除(但愿)在一定程度上改善眼后段可视性后,问题来了,要不要抬起玻璃体后界膜?幸运的是,在很多病例中,玻璃体后脱离(PVD)已经发生,你可以继续切除周边部玻璃体。如果玻璃体后界膜仍然与后部视网膜粘连,我们通常会试着制作 PVD(图 6-8)。但是,如果观察不清,或者玻

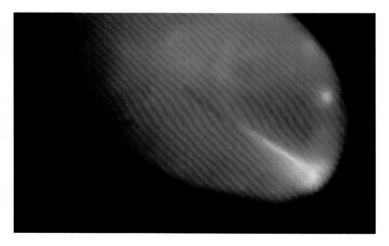

图 6-6　眼内炎的中轴部玻璃体切除。注意,视线欠佳是这些病例的共性。你只能尽你所能并依靠你的经验来进行操作(如果你是新手,这很有挑战性)。

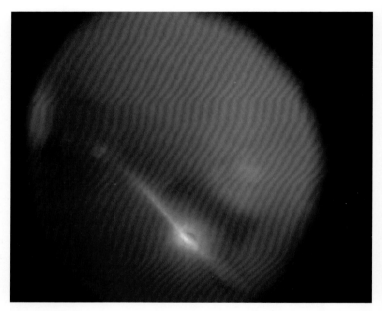

图 6-7　眼内炎的中轴部玻璃体切除：先做容易做的部分。当去除了膜和碎屑物质，你的视线会得到改善。

璃体粘连紧密，不要固执地持续牵拉后部玻璃体。如果在较严重眼内炎的眼中造成了一个医源性裂孔，这真的会成为患者的"末日"。总而言之，尽最大努力去制作PVD，但是如果不行或视野太差，不要强求，安全第一。即使没有成功制作PVD，清除中轴部玻璃体和感染/炎症物质(同时注射抗生素)对患者而言也是有益的。在这些病例，有一个小技巧，在前房内注射组织纤溶酶原激活剂(TPA)可能会有帮助[5]。患者行阻滞麻醉和镇定后，前房内注射0.05~0.1mL TPA，不仅会使前房内的纤维素更容易被去除，而且由于部分TPA可进入后

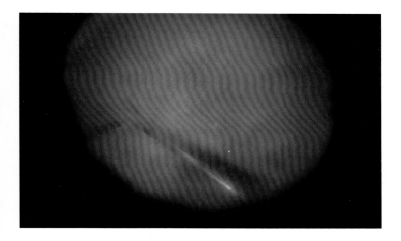

图 6-8　眼内炎的玻璃体后脱离。注意：中轴部玻璃体切除后视线会有不同程度的改善。使用在其他病例相同的技术。小心谨慎，不要过于鲁莽，你不想造成裂孔。

节，会让纤维蛋白/玻璃体复合物（在这些病例中经常形成）更容易与视网膜分离开。

　　完成中轴部玻璃体切除和抬起玻璃体后界膜后，继续削切周边部玻璃体。尽量切除玻璃体和感染/炎症物质，但不要忘乎所以。如前文所述，你最不希望看到的是造成医源性视网膜裂孔。切割完成后，在巩膜外顶压下仔细查找是否存在周边视网膜裂孔。你的视线在一定程度上可能会被感染物质遮挡，但要尽最大努力查找。现在，眼内可以注射抗生素了。注射抗生素之前，将灌注夹闭，把笛针放入眼内几秒，降低眼压，这样完成注射后眼球便会处于生理眼压水平，不会让药物反流进入灌注管。我们通常使用万古霉素、头孢他啶和地塞米松（抗炎作用；图 6-9）。此外，玻璃体腔注射贝伐单抗理

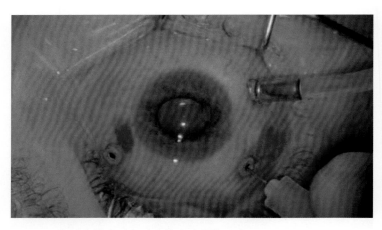

图 6-9 在手术结束时向玻璃体腔注射抗生素。

论上可以稳定视网膜血管,减轻术后炎症。我们通常会经套管注射药物,也可移除套管后再注射。有另一件事情需要考虑,如果你不能抬起后界膜/纤维素复合物,可以向玻璃体腔注射 TPA。存留的 TPA 可以帮助分解这些物质。偶尔在严重的眼内炎病例中,我们团队中的一些医师会这样做,并会在一两天后将患者再次带回手术室进行冲洗。注射 TPA 会使后界膜/纤维素复合物在二次手术中更容易被清除。尽管这种方法在严重眼内炎病例中取得了良好的效果,但我们团队的其他医师由于担心这些脆弱的眼睛发生相关并发症而极少会将患者带回手术室进行二次冲洗。这是对同一视网膜问题采取不同方法的又一个例子。要记住,反复玻璃体切割术治疗眼内炎的理念是有争议的,大多数情况下只需要进行一次玻璃体切割。

抗生素注射完毕后,拔除套管,手术结束。请注意,这些患者在术后第一天经常看起来跟术前一样或更糟,这是因为眼对感染及随后细菌死亡产生的严重炎症反应。疼痛是重要指征。如果患者感觉疼痛减轻,那么通常会继续改善。局部频点激素进行治疗,并密切观察,患者会有惊人的恢复。玻璃体腔注射抗生素有一个作用反应时间,为 48~72 小时。如果此时患者疼痛改善,眼部体征稳定,那么你很可能不需要再为患者做其他处理。然而,如果患者的疼痛和体征在 48~72 小时持续加重,那么就需要考虑再次注射或玻璃体切割术(如前文所介绍的)。在这种情况下,务必查看第一次手术采样的培养和药敏结果,用其指导抗生素选择。

　　对于这些患者,保持谨慎乐观的态度很重要。一定要与患者讨论疾病的严重性和保守的预后。然而,视网膜有时会给你惊喜。有的视网膜可能看起来很糟糕,伴有严重的霜枝样血管炎、出血、水肿,不料最后视力竟然会恢复到 20/30。记住前文提到的要点,避免灾难性结果,患者有时会恢复得很好。

参考文献

1. Endophthalmitis Vitrectomy Study Group. Results of the Endophthalmitis Vitrectomy Study. A randomized trial of immediate vitrectomy and of intravenous antibiotics for the treatment of postoperative bacterial endophthalmitis. *Arch Ophthalmol.* 1995;113(12):1479-1496.
2. Mason LB, Mason JO III, Friedman DA, Mason JO IV. Postoperative bacterial endophthalmitis: tap/inject versus sutureless vitrectomy. *Med Res Arch.* 2017;5(2):44-51.
3. Conway MD, Peyman GA. Management of endophthalmitis. In: Peyman GA, Meffert SA, Conway MD, eds. *Vitreoretinal Surgical Techniques.* 2nd ed. London, United Kingdom: Informa UK Ltd; 2007:549-551.
4. Meredith T. Vitrectomy for: infectious endophthalmitis. In: Ryan SJ, Wilkinson CP, eds. *Retina.* 3rd ed. St. Louis, MO: Mosby, Inc; 2001:2254-2258.
5. Wu TT, Wang HH. Intracameral recombinant tissue plasminogen activator for the treatment of severe fibrin reaction in endophthalmitis. *Eye (Lond).* 2009;23(1):101-107.

第 7 章

人工晶状体眼的手术方法

　　人工晶状体(IOL)眼的病情复杂。事实上,我光是想着书写此 IOL 疾病章节就很疲惫了。尽管如此,这些疾病与其他视网膜疾病一样,需要我们运用解决问题的技能和创造力来帮助患者。关于各种 IOL 手术的细微差异我就足以写一本书了。我们的目的是可以帮助你掌握此类手术的关键与原则。我们会描述一些我们青睐的手术技巧,为你提供帮助,即便你可能发现自己喜欢另一种不同的方法。我们将重点介绍 IOL 脱位、自然晶状体脱位和备选 IOL 植入。

IOL 脱位:托起和取出

　　在 IOL 脱位的患者,最具挑战的部分是 IOL 取出。手术开始,先做通道。与常规套管放置位置有些不同(稍后会详细介绍),根据术中使用眼内原 IOL 还是缝合一枚新的 IOL,你可能需要选择不同的位置来放置套管。手术先切除中轴部玻璃体,切除与 IOL 粘连的周边部玻璃体。你希望不要有任何玻璃体黏附在 IOL 上,因为一会儿抬起 IOL 时,对玻璃体的牵拉可能会导致视网膜裂孔和视网膜脱离[1]。也就是说,即使没有发生 PVD,在处理 IOL 之前,也不需要制作 PVD。IOL 被托到前房前,往往会滑落到视网膜上一两次,后部玻璃体可以起到缓冲作用,避免 IOL 滑落造成的视网膜损伤。接下来,检查 IOL 的类型, 是三片式还是单片式? 这两种类型的 IOL 都可以被提起, 但手术方案可能不同。你可以将三片式 IOL 的襻缝在虹膜上, 而单片式 IOL 则需要被取出。单片式 IOL 因为较柔软,往往很容易取出,可以通过较小的切口从眼内拉出。可考虑使用笛针抬起 IOL (单片式和三片式 IOL 都可以)。将灌注压升高至 60mmHg,将笛针放置于 IOL 光学区中心(图 7-1)。IOL 可被动吸附在笛针上。这样操作很安全,可避免使用镊子(夹持 IOL)时夹伤视网膜的风险。一旦抬高的 IOL 贴近瞳孔,就不再需要使用广角观察系统,可用镊子经另一个套管进入抓住 IOL(图 7-2),用另一把镊子经角膜微切口将 IOL 襻拉进前房。一旦 IOL 襻和部分 IOL 光学区进入前房,就可以用光导纤维从后方轻轻前推 IOL,将整个 IOL 拖入前房。也可以使用镊子将 IOL 从视网膜表面拉起,内界膜镊和 MaxGrip 镊(爱尔康)都可以使用。如果使用镊子,试着在近光学区部位抓住襻,一旦抓住,将它拖向瞳孔区(与使用笛针一样)。移开广角观察系统,用另一把镊子经角膜切口抓住 IOL,将其拉入前房。单片式 IOL 可被修剪成"吃豆人"的形态从 2.75~3.0mm 角膜切口取出。先注入黏弹剂保护角膜,IOL 剪从角膜主切口进入剪开一半 IOL 光学区,剪 IOL 时,用前节显微手术镊(任何类型都可以)将 IOL 固定住。剪开后,用显微手术镊抓住 IOL 襻并拉出切口。接下来,用打结镊抓住 IOL 襻,将 IOL 旋出切口。IOL 可以自动折叠,很容易从特别

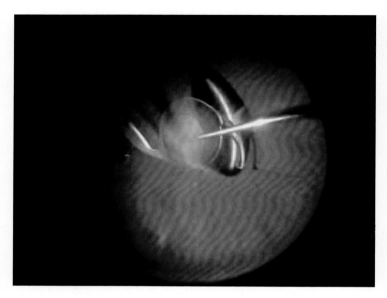

图 7-1 用长笛针抬起一片式 IOL：升高眼内压，用长笛针去触碰 IOL 中央光学区，将 IOL 安全地抬离视网膜。

小的角膜切口取出。如果你要植入新的 IOL 则需要制作一个稍大的切口，此时单片式 IOL 可在无须剪开下直接取出。三片式 IOL 很难被剪开，需要 6mm 左右的角膜切口才能被取出。IOL 进入前房后再扩大角膜切口，因为切口过大会导致眼球极不稳定（流体学方面）。如果你有一把好的、锋利的 IOL 剪刀或囊膜剪，可以剪开一些三片式 IOL，以"吃豆人"的形态通过一个小的角膜切口取出，与一片式 IOL 移除方法相同。不管怎样，不要忘记注入内聚型黏弹剂来保护角膜。如果 IOL 周围有一圈皮质纤维增殖环，试着将其同 IOL 一起取出，这些环非常致密，如果脱臼掉入眼后部，就可能需要晶状体粉

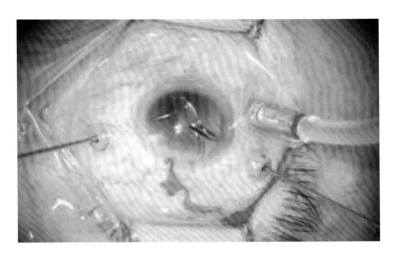

图 7-2　IOL 被笛针吸起后,镊子从套管进入,接住 IOL,之后再用另一把镊子从角膜切口进入接力抓住 IOL,拉至前房取出。

碎器。如果计划使用原 IOL(缝在虹膜上),需要在眼内将皮质纤维增殖环从 IOL 上分离出来,可以使用镊子和(或)玻切头来完成(通常有点儿烦琐)。用一把镊子在虹膜后固定 IOL,用另一把镊子剥除囊膜碎片和残余皮质。或者,使用玻切头以致密组织切除模式(低切速和高负压)切掉皮质纤维增殖环。需要一点儿时间和毅力,才能将 IOL 从皮质纤维增殖环中剥离出来,如果你打算取出 IOL,并已经做了一个较大的角膜切口,那么可通过此切口植入前房型人工晶体(ACIOL)或巩膜固定 IOL。如果所做的切口较小, 可以扩大切口再植入新的IOL。

　　如前所述,这些病例具有挑战性,需要创造力。IOL 在取出过程中坠落几次属于正常。随着时间的推移和经验的积累,这种情况的发生会越来越少。这些小技巧可以帮助你将大多数 IOL 从视网膜表面移到眼前节（或者取出至眼外,这取决于病例的情况)。在讨论备选 IOL 植入之前,我们先谈谈脱位晶状体的成分。

移除脱位晶状体碎块

脱位晶状体的病例是视网膜手术医师可以显著改善患者生活质量的另一个机会。患者往往会在复杂的白内障手术术后感到疼痛且非常沮丧。然而,如果处理得当,这些患者会恢复得非常好。

此类病例的处理方法取决于残留的晶状体成分。只是一小块儿皮质,还是整个晶状体? 如果只有一小块儿残留的晶状体,甚至可能不需要晶状体粉碎器。在这些残留物质很少的病例中, 我们通常尝试以 23G 或 25G 玻璃体切割处理。23G 玻切头开口更大,切除晶状体核碎片会更容易一些。如果玻切头明显切不动,可以取出套管,打开结膜,做一个更大的切口来进行晶状体粉碎。如果你一开始就计划使用玻切头,但也有可能需要使用晶状体粉碎器,那么你可以平行于角膜缘以非斜面方式做切口,这样会更容易扩大切口来进行晶状体粉碎,并且容易关闭。如果你只使用玻切头,先进行中轴部玻璃体切割,去除晶状体碎片上的黏附。我们通常会先保留玻璃体(如果没有发生 PVD)直到晶状体成分被切除,我们假定玻璃体凝胶可以缓冲核碎片对视网膜的撞击(如前面介绍的 IOL 脱位病例)。接下来,用玻切头接触晶状体碎块,用光导纤维将碎块塞进玻切头,切换为低速率高负压(致密组织模式),使流体学和效率达到最佳。花费一些时间是不可避免的,但是,如果仅有少量物质残留,那么对患者来说玻璃体切割可能是最安全的方法。这里的关键点不是简单地只想切除晶状体，而是应该试着将晶状体分解成更小块来去除。利用光导纤维将晶状体碎块塞进玻切头，将晶状体切成更小的碎块，使其更容易被玻切头切掉。然而，如果有大块的核性或非常致密的成分，还是考虑使用晶状体粉碎器[2]。记住，在眼内待的时间越长，可能造成麻烦的时间就越长。

如果核太硬，单独用玻切头无法切除，需行晶状体粉碎，在粉碎操作侧（通常是利手侧）做结膜切开。一些手术医师推荐颞上方，这样尽管有时需使用非利手操作，但可以绕开眉弓周围。平行于角膜缘做 20G 玻璃体视网膜微切口，用刀刃扩大切口的内口和外口，因为晶状体粉碎器略粗一些（19G），会嵌顿在 20G 切口上。插入晶状体粉碎器，要知道晶状体粉碎器的功率很强大；其探头很粗，容易导致眼球塌陷；如果是视网膜脱离病例，要非常小心，因为吸引力很大，很容易吸住视网膜。用玻切头切除中轴部玻璃体后，晶状体粉碎器在关闭模式下向下接近核块，吸引住碎块并向上拉向瞳孔区[2]。打开晶状体粉碎器，开始使用超声能量，用光导纤维将碎块推入粉碎器，这样便可以将核碎块乳化和切成更小的碎块。重复进行，对于较硬的晶状体需要一些时间。注意，不要让粉碎器接触周围玻璃体，很容易造成视网膜裂孔甚至局部视网膜脱离。

去除晶状体成分（或 IOL）后，制作 PVD（如果之前无PVD）并切除基底部玻璃体。仔细检查周围视网膜是否存在裂孔，即使没有裂孔，我们也会经常在这些病例中进行 360° 预防性激光光凝，以防微小裂孔存在，尽管这在技术上并不是必须的。完成后节手术操作后，如果之前做了粉碎器切口，需要进行缝合。我们常用 7–0 可吸收缝线（爱惜康），"X"形缝合伤口。用 8-0 可吸收缝线缝合结膜,往往只需要 1 或 2 个埋藏线结。

到目前为止,我们还没有提到这些病例可能会在囊袋中仍残留有晶状体皮质,这些皮质需要被去除,有时可以早一些进行以获得足够的可视范围。随着广角观察系统的退出,可像使用注吸手柄一样使用玻切头。玻切头从套管进入,通过后囊破口伸到后囊和前囊之间。玻切头的开口朝向并吸住皮质,拉向中心,需一直观察以避免不经意间牵拉了囊袋或悬韧带。然后,打开切割模式,切除晶状体皮质。重复这个动作直到所有的皮质都被去除。有时,白内障医师此前已经将 IOL 放置在睫状沟,这时去除所有晶状体碎块和皮质就完成手术了。在其他病例,如果有囊膜支持,可以将 IOL 放置在睫状沟。然而,多数时候需要一枚备选 IOL。

备选人工晶状体

如前文所述,在有晶状体成分残留和 IOL 脱位的病例中,视网膜手术医师可能需要放置备选 IOL。我们将重点介绍前房型 IOL、巩膜缝线固定型 IOL 和虹膜缝合固定型 IOL。

前房型 IOL

尽管许多角膜医师可能会有些担心,但在合适的患者放置 ACIOL 绝对没有问题。该技术可能缺少 Gore-Tex 巩膜缝线固定 IOL 的特点,但 ACIOL 在许多患者中的效果非常好。对于年轻患者或 Fuchs 角膜内皮营养不良患者,ACIOL 可能不是首选,但对于很多老年患者,放置 ACIOL 绝对没问题[3]。

一旦脱位的 IOL 或残留的晶状体成分被移除,需要确定切口类型。角膜切口和巩膜隧道切口都可以。确保约 6.5mm 的切口长度,以及内口和外口宽度一致(因为植入 IOL 时会经常发生嵌顿)。注入黏弹剂保护角膜内皮,我们通常使用内聚型黏弹剂,因为其容易被吸除。然后,将一个塑料薄片经角膜切口导入眼内,直到下方虹膜表面(图 7-3),此薄片可以安全地将 IOL 引导植入合适位置。用 Shepard 植入镊(可自如夹持 IOL 的无齿平镊都可以)夹住 IOL,在薄片上方引导 IOL 进入角膜切口,抵达下方房角(图 7-4)。用弯的打结镊子抓住 IOL 后襻,再轻轻退出塑料薄片。现在,用打结颞将后襻送入前房至角膜切口下方的房角处。这个动作包括推襻入前房且稍过切口位置一点儿,再轻轻地向下并放开襻。确保 IOL 的方向正确。记住,ACIOL 的弯曲方向是反"S"形,可以将"S"理解为"Stupid"。植入 IOL 后检查虹膜,是否有瞳孔移位?IOL 是

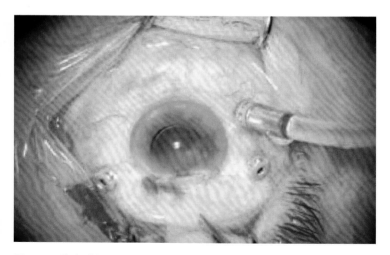

图 7-3　从角膜切口插入一个塑料薄片,位于虹膜上,用以将 ACIOL 引导到适当位置。

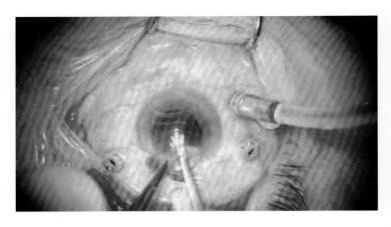

图 7-4 用 Shepard 镊抓住 ACIOL，在薄片的引导下通过角膜切口植入。

否居中？ACIOL 推拉虹膜是造成黄斑囊样水肿的重要原因。如果你对 IOL 的位置满意，则无须旋转 IOL。但如果 IOL 牵拉了虹膜，可使用 Sinskey 钩（或你喜欢的眼前房器械）在 IOL 襻–光学面连接处推拉 IOL，拉向瞳孔中心，环形运动，直到位置满意为止。许多手术医师会对所有病例都进行 IOL 调位操作，为了将襻旋至非切口处，但在很多病例没必要。一旦你对 IOL 的位置满意，缝合角膜或巩膜切口，手术完成。ACIOL 的优点是植入简单，效果也不错。

巩膜固定型人工晶体

巩膜固定型 IOL 的挑战性更大一些。有多种方法可以将 IOL 固定在巩膜上，包括用套管[4]或双针技术（即 Yamane 技术[5]）行巩膜隧道固定三片式 IOL，聚丙烯缝线（爱惜康）巩膜缝线固定 IOL[6]，IOL 巩膜层间黏合[7]，Akreos（博士伦）或

enVista(博士伦)IOL 的 Gore-Tex 缝线巩膜固定[8]。对每种技术的详细描述超出本初级读物的范畴。我们将首先描述 IOL 的 Gore-Tex 缝线固定,然后简要地概述一下其他技术,为你提供一个框架来处理这类疾病。一旦你理解了基础,就可以通过观看一些视频资料来学习任意一种技术。

　　IOL 的 Gore-Tex 缝线巩膜固定是一种需要提前思考何时放置套管的技术。你需要 5 个套管。另一种方法是,使用 3 个套管,再用套管刀刃做 2 个切口而不放置套管,这样你将会有 1 个灌注、2 个上方套管和 2 个下方切口。不管怎样,对于这类患者,术者的座位位于患眼颞上方比在正上方更方便操作。我们也会移动显微镜,在鼻下方放置灌注。假想 1 条自颞下到鼻上经过瞳孔中心的线,其他 4 个切口位于角膜缘后 3mm、假想线两侧 2mm 处。上方 2 个套管可用来行玻璃体切除和移除脱落的晶状体碎片或脱位的 IOL。下方 2 个套管(或切口)同上方套管一起将 GoreTex 缝线穿出巩膜。可使用散光标记器沿着这条假想线在角膜缘两侧进行标记,使用卡尺标记测量标记点两侧 2mm、角膜缘后 3mm 的位置。认真测量可以保证套管的位置准确,以及后期 IOL 能恰好居中。在此类疾病中,尽管有的技术可以避免结膜切开[9](可使用缝线取回器将 Gore-Tex 缝线经套管从结膜拉出,无须行球结膜切开来进行缝线打结),但我们通常会在套管放置前做两个局限性结膜切开。一定要在 IOL 放置前完成玻璃体切除,并仔细检查周边视网膜。因为一旦 Gore-Tex 缝线穿过套管,就很难再通过其他器械。当你做好 IOL 放置准备,就可以用角膜刀做一个 4mm 宽的角膜切口 (越大越容易, 但可能需要额外缝合)。下一步,将 IOL 放于患者的眉弓部,确保 IOL 的方向正确,找到 IOL 上与两个孔眼相邻的"把手"。从术者角度观察,

一个把手应该在左上孔,另一个把手在右下孔。用两把打结
镊将 Gore-Tex 缝合线穿过孔眼。Akreos IOL 有 4 个孔,用一
根 Gore-Tex 缝线穿过 IOL 一侧的 2 个孔,用另一根穿过另一
侧的 2 个孔,确定两侧用相同的方式穿过。我们通常让 Gore-
Tex 缝线在 IOL 下方走行,以避免触碰虹膜。接下来,将 Gore-
Tex 缝线经角膜切口, 从套管穿出眼外 (图 7-5)。如果用
MaxGrip 镊子经套管和 MST 镊子 (或任意前节显微外科镊)
经角膜切口操作,会让这一步操作变得很简单。MST 镊子较
大,适宜在眼外操作,而 MaxGrip 镊子更适合在眼内进行操
作。先行下方操作(Gore-Tex 缝线从 IOL 靠下方的孔穿出,进
入靠下方的套管),然后再进行上方操作(Gore-Tex 缝线从靠
上方的孔穿出,进入靠上方的套管)。这样操作会避免缝线缠

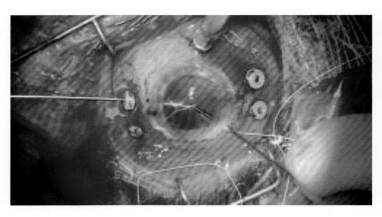

图 7-5　Gore-Tex 缝线固定 Akreos IOL 的步骤:鼻下方放置灌注。角膜
缘后 3mm、中线外 2mm 处放置其他 4 个套管。Gore-Tex 缝线从角膜切
口传入,用 MaxGrip 镊经下方套管接住引出眼外。注意:图中病例眼球
出血较重,是因为有开放性眼外伤和结膜瘢痕化病史,晶状体因外伤
脱出。

绕。有一种方法也可以避免缝线缠绕：先处理下方的线尾，接着将下方缝线推向角膜切口对侧。然后，将上方 Gore-Tex 缝线穿过角膜切口，远离下方缝线，这样就不可能缠在一起，另一侧也重复以上操作，先下后上。当完成这一步时，IOL 仍然位于眼外，你会有一根 Gore-Tex 缝线穿过一侧 IOL 的孔，通过角膜，然后再经上下套管穿出；另一根 Gore-Tex 缝线也会穿过 IOL 另一侧的孔，通过角膜切口，从另一侧的上下方套管穿出（图 7-6）。我们的早期经验发现，由于眉弓部的阻碍，鼻侧操作很麻烦，镊子很难放平到足以抓住缝线。如前文所述，避开眉弓放置套管可使此步操作更容易一些。我们最近发现，MaxGrip 镊子弯曲后仍旧可以使用，弯曲的镊子可以让我们在不移动套管的情况下以常规姿势进行操作，让鼻侧缝合简单一些。Gore-Tex 缝线的每个线尾都穿过角膜、穿出套管后，植入 IOL。先用折叠镊折叠IOL，再用 Gaskin 镊子（一种

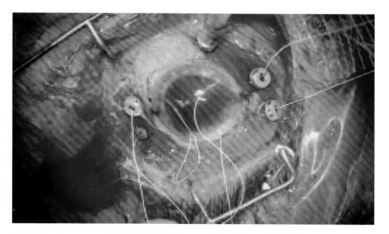

图 7-6 Gore-Tex 缝线通过角膜切口引入，从 4 个套管中引出，准备植入 IOL。

大而弯曲的打结镊——任何一种IOL植入镊都可以）植入IOL（图 7-7）。IOL 是可塑的，应滑入前房。用 Sinskey 钩将IOL 推到虹膜后面，再用打结镊在眼外拉紧 Gore-Tex 缝合线使 IOL 居中。仔细检查 IOL 确保没有缝线缠绕。现在，拔出套管，以 3-1-1 方式进行缝线打结，轻轻调整两侧以确保 IOL 恰好居中（图 7-8）。然后剪线，并将线结埋入巩膜层间，我们发现此类 IOL 存在低眼压的问题，巩膜切口容易发生渗漏。可以考虑使用 27G 设备操作来降低这种风险。不要在下方巩膜切口处放置套管（如前文所述），而在上方巩膜切口处埋藏线结也可能减少低眼压的风险。理论上，不在下方巩膜切口放置套管可能会减少切口扩张。尽管有研究报道，由于Akreos IOL 的亲水特性，气体填塞会让 IOL 变混浊[10]，但我们依然经常会在眼内留下少量气体以避免低眼压，同时并没有发现相关并发症。另一种可能预防低眼压及相关并发症的方法是用 Vicryl 缝线在巩膜切口两侧进行"X"形缝合，注意避

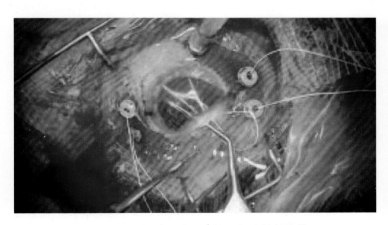

图 7-7　Gukins（或 IOL 植入镊）被用于植入折叠的晶状体。

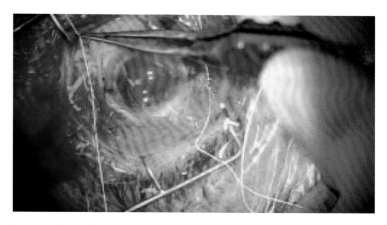

图 7-8　移除套管,以"3-1-1"方式进行缝线打结,确保 IOL 恰好居中。

开 Gore-Tex 缝线。最后剩下的只是关闭结膜和角膜,用 8-0
Vicryl 可吸收线缝合结膜,用 10-0 尼龙线缝合角膜(通常需
要缝合 3 或 4 针)。注意,同样的技术也可用在 enVista IOL[11]。
唯一的区别是,enVista IOL 的每侧只有一个孔来让 Gore-Tex
缝线穿过。一些手术医师对之前的技术进行了一些小改进,
会利用颞侧切口植入 IOL。enVista IOL 有一个优点,那就是其
疏水性可以在使用气体时不存在 IOL 混浊的风险。

　　如前文所述,还有其他的 IOL 巩膜固定方法,包括各种
将三片式细襻 IOL 固定到巩膜上的方法。所谓的 Yamane 技
术是指用两个壁薄孔粗的 30G 针头为三片式 IOL 襻制作隧
道[5]。可使用各种三片式 IOL,但 CT Lucia 602 IOL(ZEISS)的
襻较硬,在操作过程中不易被弯曲或很容易被折断,因此不
适合。用两个针头在角膜缘后 2mm 对向做隧道并插入巩膜
(IOL 襻会以正常的反"S"形通过隧道)。隧道长约 2mm,隧道
短或不规则会导致 IOL 偏心。将 IOL 从透明角膜切口推入前

房,镊子经穿刺口将 IOL 襻引入针头。为便于操作,针头可以连接到 1mL 注射器,连接得松一些,这样容易解开。植入 IOL 时,将 IOL 后襻留于眼外,以便接着抓住将其引入第二个针头内(前襻引入第一个针头完成后)。为了避免 IOL 后襻掉在虹膜下方(会让第二个襻的引入变得更加困难),可将第二个针头经瞳孔向上倾斜朝向角膜切口,在前房内将后襻引入针头。此时,确定两个襻都被引入针头后,同时退出针头,将两襻引到眼外(也可以先后撤出针头)。襻被引到眼外后,使 IOL 居中,调整外露的襻,使其两侧露出长度相等。这样可以预防因隧道长度不同导致的 IOL 轻度偏心。最后,低温烧灼襻尾形成"球"样尾端,再将襻回退埋入隧道。这是一种巧妙的无缝线技术。

还可以利用玻璃体切割套管隧道对三片式 IOL 进行固定[4]。套管(25G 或 27G)沿切线方向插入巩膜形成隧道。植入 IOL,用一把镊子将 IOL 襻传给另一把镊子(经套管进入),然后将襻和套管一起拉出,襻留在眼外。两个襻都被拉到眼外后,用前文所描述的 Yamane 技术修剪 IOL 襻,低温烧灼形成球形襻尾,将襻推回隧道。还有一种方法是应用巩膜袋[7]。用新月形刀片制作两个巩膜瓣(类似小梁切除),相隔 180°。从位于巩膜袋内的切口拉出 IOL 襻。用 27G 针头制作隧道,将襻塞入隧道。然后用巩膜瓣盖住襻。技术的演变还涉及使用聚丙烯缝线将襻缝合固定在巩膜上。所有这些 IOL 巩膜固定方法的概念是相似的,如果你理解了基本原理,就可以在手术中尝试各种方法。我们建议你在专修阶段尽可能尝试多种手术方法,然后选择一种最适合自己的方法,所有这些技术都基于医师的创造力,体现了外科手术的优雅性。

虹膜缝合固定 IOL

我们将介绍的最后一种备选 IOL 是虹膜缝合型 IOL[12]。对于向后脱位的三片式 IOL，这是一种非常好用的技术。我们已经介绍过处理此类 IOL 脱位最棘手的手术部分：将 IOL 抬到眼前节。进一步说，真正的诀窍是抓住光学区（也就是说，你想让 IOL 光学区位于虹膜上方，而襻在虹膜下方）。想要做到这一点，需在瞳孔后方抓住 IOL，另一只手持光导纤维将 IOL 光学部经瞳孔向前推（图 7-9），往往从颞侧套管进光导纤维，利用杠杆效应将 IOL 光学部经瞳孔区向前推。由于鼻部阻碍，很难经鼻侧套管进行此操作。抓住 IOL 光学部听起来容易，实际上很难，往往经历多次失败，需要尝试多次。一旦抓住光学部，可用 Miochol（氯化乙酰胆碱）缩小瞳孔以稳住 IOL，注入内聚型黏弹剂（保护角膜）。在这些 IOL 虹膜缝线固

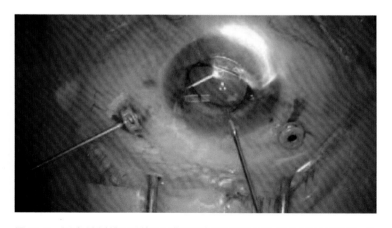

图 7-9　用光导纤维经颞侧巩膜切口轻轻抬高 IOL 光学部至虹膜前。注意：用镊子通过角膜缘穿刺口辅助将 IOL 光学部拉入前房。

定病例,我们喜欢用 9-0 Prolene 缝线,其比 10-0 Prolene 缝线更结实。选择直针或弯针都可以,但大多数手术医师认为短的弯针更容易操作。缝线依次穿过角膜、中周部虹膜、襻下、中周部虹膜,再从角膜穿出(图 7-10 至图 7-12)。可用光导纤维辅助将 IOL 向前推,确认 IOL 襻处于虹膜的确切位置。助手持另一个持针器压着角膜,使针更容易从角膜穿出。释放部分黏弹剂,让前房变浅一些,会让针更容易穿出角膜。接下来,在角膜缘做穿刺口,注意:穿刺口不要太靠近针头或角膜切口,以免缝线卡在切口之间(我们的经验)。用缝线拉钩从穿刺口将缝线的两端拉出(图 7-13)。在另一侧重复上述步骤,然后调整张力使 IOL 位置居中,以"1-1-1-1"的方式打结(图 7-14)。剪断缝线并将 IOL 光学部推到虹膜后,吸除黏弹剂,完成手术(图 7-15)。可注入 Miochol 缩瞳稳定虹膜和 IOL。说到缩瞳,要知道虹膜缝线固定 IOL 会限制后续检查瞳

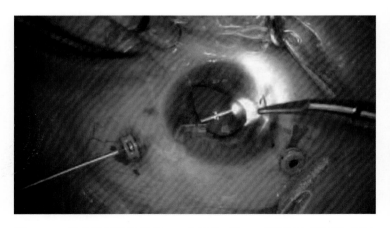

图 7-10 用光导纤维轻轻将 IOL 向前推,使 IOL 襻通过虹膜可见,用连有 9-0 Prolene 缝线的短弯针穿过角膜。

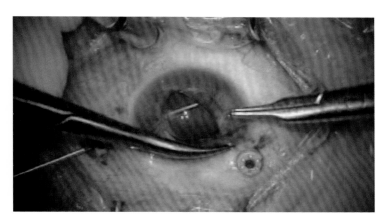

图 7-11　缝线依次穿过虹膜,绕过襻,回穿虹膜和角膜。助手用持针器抵住角膜来帮助术者将针穿出角膜。

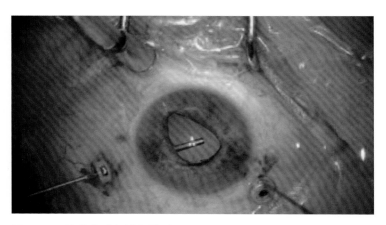

图 7-12　缝线穿过虹膜和襻下。

孔的散大程度。

关于 IOL 病例,我们当然还没有讲完,相反,我们希望已

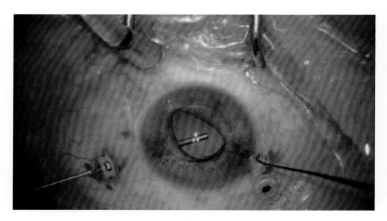

图 7-13 手术医师用缝线拉钩将缝线从穿刺口拉出。

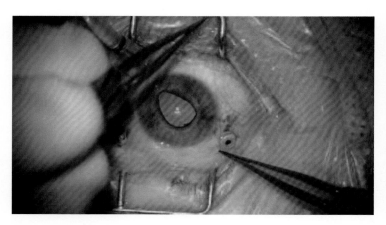

图 7-14 缝合线以 1-1-1-1 的方式打结。

为你提供了一个框架,以便日后处理此类情况时参考。这些手术难免会让你筋疲力尽。尽管如此,对于一个充满挑战的 IOL 病例,最后获得满意的 IOL 居中是所有手术中最令人满

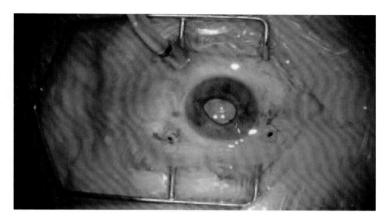

图 7-15　术毕,两个襻都被固定在虹膜上,IOL 居中良好,术后 1 周视力 20/20。

意的画面之一。

参考文献

1.　Smiddy WE, Flynn HW. Surgical techniques for the management of a dislocated posterior chamber intraocular lens. In: Peyman GA, Meffert SA, Conway MD, eds. *Vitreoretinal Surgical Techniques*. 2nd ed. London, United Kingdom: Informa UK Ltd; 2007:240-247.
2.　Scott IU, Smiddy WE, Flynn HW. Removal of retained lens fragments. In: Peyman GA, Meffert SA, Conway MD, eds. *Vitreoretinal Surgical Techniques*. 2nd ed. London, United Kingdom: Informa UK Ltd; 2007:233-238.
3.　Kwong YY, Yuen HK, Lam RF, Lee VY, Rao SK, Lam DS. Comparison of outcomes of primary scleral-fixated versus primary anterior chamber intraocular lens implantation in complicated cataract surgeries. *Ophthalmology*. 2007;114(1):80-85.
4.　Todorich B, Thanos A, Woodward M, Wolfe JD. Sutureless intrascleral fixation of secondary intraocular lens using 27-gauge vitrectomy system. *Ophthalmic Surg Lasers Imaging Retina*. 2016;47(4):376-379.
5.　Yamane S, Sato S, Maruyama-Inoue M, Kadonosono K. Flanged intrascleral intraocular lens fixation with double-needle technique. *Ophthalmology*.

2017;124(8):1136-1142.

6. Stem MS, Todorich B, Woodward MA, Hsu J, Wolfe JD. Scleral-fixated intraocular lenses: past and present. *J Vitreoretin Dis.* 2017;1(2):144-152.

7. Agarwal A, Jacob S, Kumar DA, Agarwal A, Narasimhan S, Agarwal A. Handshake technique for glued intrascleral haptic fixation of a posterior chamber intraocular lens. *J Cataract Refract Surg.* 2013;39(3):317-322.

8. Khan MA, Gerstenblith AT, Dollin ML, Gupta OP, Spirn MJ. Scleral fixation of posterior chamber intraocular lenses using Gore-Tex suture with concurrent 23-gauge pars plana vitrectomy. *Retina.* 2014;34(7):1477-1480.

9. Cutler NE, Sridhar J, Khan MA, Gupta OP, Fineman MS. Transconjunctival approach to scleral fixation of posterior chamber intraocular lenses using Gore-Tex suture. *Retina.* 2017;37(5):1003-1005.

10. Kalevar A, Dollin M, Gupta RR. Opacification of scleral-sutured Akreos AO60 intraocular lens after vitrectomy with gas tamponade: case series. *Retin Cases Brief Rep.* Epub ahead of print September 27, 2017. Accessed December 20, 2018. doi:10.1097/ICB.0000000000000634.

11. Aderman CM. Four-point fixation for scleral-sutured IOLs: comfort and confidence are keys to consistent success. *Retina Today.* http://retinatoday.com/2018/03/four-point-fixation-for-scleral-sutured-iols/. Published March 2018. Accessed December 20, 2018.

12. Mandelcorn ED, Prenner J, Wykoff CC. Surgical updates: IOL fixation techniques. *Retina Today.* http://retinatoday.com/2010/12/surgical-updates-iol-fixation-techniques/. Published November 2010. Accessed December 21, 2018.

第 **8** 章

眼　外　伤

　　本章将简要介绍眼外伤的处理方法——尤其针对累及视网膜的眼外伤。如果你是一名在视网膜专业学习的住院医师或是一名视网膜专修医师,你会发现自己经常需要独自面对开放性眼外伤。我们的目的是为你提供一个处理开放性眼外伤及合并眼内异物的指导。

眼外伤患者的术前评估

　　很多眼科专业书籍会对这类患者的评估进行详细介绍,但这不是本书的目的。我们只是想简单地告诉你,当你在急诊面对一个可疑开放性眼外伤(伴有或不伴有眼内异物)的患者时,需要了解哪些内容。有时,你可以很确定那是一名开放性眼外伤的患者,有的时候却没这么简单。开放性眼外伤的体征包括水滴形瞳孔、前房积血、180°以上的球结膜出血性水肿、浅前房、异常深前房、低眼压、玻璃体积血或上述体征同时出现。一定要进行视力检查,判断是否存在瞳孔传入障碍(或者逆行性瞳孔传入障碍),这些检查结果能够给我们一些预后提示[1]。这些患者都应该进行CT扫描检查,判断是否存在眼内异物或眶壁骨折。确保等待CT扫描检查时应包盖患眼,避免其他损伤,还需要进行破伤风疫苗注射。如果可能,尽量向患者和家属采集病史来了解外伤过程,这些可以佐证是否存在眼内异物或发生眼内炎(例如,如果外伤是由污染的棍子所致)。在某些情景下,眼球破裂表现并不是很明显,CT扫描可以帮助证实你的猜测。如果不能确定眼球是否有开放性外伤,你最好进行眼球探查,而不是让患者直接回家。一旦确定患者存在开放性眼外伤或者至少需要探查,那么就需要进行手术了。

开放性眼外伤修复的基础知识

　　开放性眼外伤对于一名患者及其家庭来说无疑是一个灾难性的事件,患者要突然面对可能失去眼球的情况。也正因如此,我们需要尽力避免摘除眼球。眼球组织偶尔会被完全破坏,但大多数情况下眼球可以被闭合。此外,无光感不应该是不行手术治疗的理由。首要任务,起码在开始阶段,是保住眼球——让眼球位于眼眶内。所以,治疗的第一步是尽力闭合眼球,即使术前视力为无光感。但很多时候,实际结果会让你感到惊讶——术前看起来被完全破坏的眼球,术后甚至还能保留一些视力。

　　亲自进行术前准备是个好主意。这种眼球很软,不要对眼球施加不必要的压力[1]。伤口常常也会很脏,这是需要自己进行术前准备的另一个原因——需确保术前准备完善。对这些病例首选全身麻醉,以防咳嗽、腹腔压力增高等动作导致眼内容物被挤出。同时,眼球修补通常需要好几个小时,全麻会让患者感觉更舒服一些[2]。完成术前准备后,第一步是探查眼球,最好行 360°球结膜剪开并检查各个象限,确认没有其他的破裂伤(尽管在一些明确的单一伤口中没有必要;图 8-1)。记住,钝挫伤导致的眼球破裂,最常见的位置是在角巩膜缘和直肌下[3]。仔细检查角巩膜缘,因为破裂口可能隐藏在球结膜切口的前唇下。如果怀疑破裂伤可能位于直肌下,需像做巩膜扣带术一样分离肌肉,仔细探查肌肉下方。

一旦确定存在眼球破裂,就该进行缝合了。先谈一下巩膜裂伤。常规使用 8-0 尼龙线缝合巩膜,用 9-0 尼龙线缝合角巩膜缘,10-0 尼龙线缝合角膜[2]。尽管这没有错,但我们发现用 7-0 可吸收缝线(爱惜康)缝合巩膜更容易,不需担心线结埋藏(未埋藏的尼龙缝线能刺破结膜组织)。缝合要求板层(80%~90% 深度)、等间距及伤口两侧跨度相等(图 8-2)。

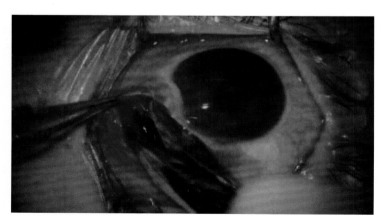

图 8-1　这个病例是一名孩子,被 BB 枪打破眼球。局部切开球结膜去探查较明显的伤口。

这是基本的伤口缝合技巧,如果忽视这些原则,伤口就不会愈合良好。采用 3-1-1 方式打结。追溯伤口的远端,注意缝合巩膜时不要同时缝上脱出的葡萄膜、视网膜及玻璃体,黏弹剂可以帮助保持眼内容物在位。此外,一名好的助手轻轻地用针头或肌肉钩稳住眼内容物, 会让你穿针操作容易很多。通常,需要还纳脱垂的葡萄膜组织。有时,这些组织坏死严重或不易还纳,可以进行切除。但是,需要尽最大努力还纳葡萄膜组织。

　　角膜裂伤怎么办?处理角膜裂伤会麻烦一些。需用 10-0 尼龙线缝合角膜。角膜缝合的要求很严格,缝线张力需均匀分布。如果一个线结过紧,那么其他的线结就会变得过松,伤口会发生渗漏。因此,滑结非常适用于角膜缝合,可先行缝线预置 (非死结状态), 所有缝线张力被调整均匀后再进行锁结。记住一个小技巧,缝合时进行线结埋藏会容易很多,如果

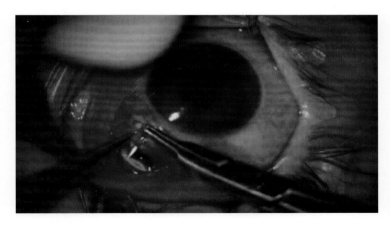

图 8-2　用镊子轻轻抓住伤口的边缘,伤口两侧等距进针。可以一针穿过伤口双侧,或先穿过伤口一侧,再用镊子抓住对侧伤口,穿过缝针。

角膜缝合花费的时间过长，线束周围的角膜会发生水肿，这会让线结埋藏变得困难。因此，需熟练操作，注意缝线张力，然后埋藏线结。良好的缝合确保伤口对合整齐在角膜伤口比巩膜伤口更重要。伤口两侧的缝线跨度应等距，缝线间距分布均匀。缝线的最佳深度为 90% 角膜厚度，避免全层穿透，这会增加感染的风险。缝针垂直进入角膜，走行比预想要长一点儿，因为实际走行总是比预想短一些。周边角膜缝线比中央角膜缝线走行长一些，可以减少散光。对于斜面伤口，缝线在伤口深层穿过的位置需居中，可获得更好的伤口对合。

对于角巩膜裂伤，关键是找到角巩膜缘并复位。用 9-0 尼龙线先缝合角巩膜缘，然后缝合角膜以形成前房，使用黏弹剂会有助于缝合时前房的形成。完成最初的角巩膜缘、角膜缝合并形成前房后，再行巩膜裂伤缝合。巩膜裂伤缝合完成后，你可能需要回头重置角膜缝线调整张力。

若裂伤撕裂直肌或位于直肌下，该怎么办？若怀疑可能是这种情况，须钩出其他肌肉并用 2-0 丝线固定，方法同巩膜扣带术。这样可以转动眼球来探查伤口，向后延伸很远。对于可疑断裂肌肉，用 6-0 可吸收缝线进行双针叠式缝合，就像斜视手术那样。剪断肌肉，线尾用"斗牛犬"夹固定，注意不要扭转肌肉。离断肌肉后，用 7-0 可吸收缝线缝合伤口，追踪到伤口的最远端。然后用双针 6-0 可吸收缝线将肌肉板层缝回到巩膜止端。我会经常告诉那些担心肌肉无法恢复到原位的专修医师们："若患者的视力能恢复到产生复视，这本身就是一个伟大的胜利！"

眼内异物

之前介绍的内容对于大多数住院医师和专修医师来说都很熟悉,但是对于视网膜手术新手来说,开放性眼外伤合并眼内异物的管理需要更多的技巧,更令人紧张。这些手术步骤原则上很简单。首先,闭合眼球;然后,做玻璃体切割,为了获得清晰的视野,必要时应切除晶状体;最后,取出眼内异物。手术开始必须先闭合眼球,为玻璃体切割提供水密稳定的眼球。根据伤口入口的位置,你可能需要进行临时缝合,这样拆除缝线就可以取出眼内异物,然后在手术结束时再重新缝合(图 8-2 的病例)。通常,眼内异物的手术在开始时同其他眼球破裂伤一样:先探查并分离伤口,像前面介绍的那样关闭伤口,然后进行玻璃体切割。

使用哪种型号的玻璃体切割呢?大多数情况下,25G 玻璃体切割就可以了。不管用哪种型号的玻璃体切割,你都有可能需要做一个大的巩膜切口(如果伤口入口不可用)来取出眼内异物。若伴有外伤性白内障,23G 玻璃体切割可能会更有优势,因为较大开口的玻切头能更有效地切除晶状体。如果需要取出晶状体,则用玻璃体切割套管刀(放置灌注后)从平坦部扎入刺穿晶状体囊膜,为玻切头切割晶状体提供一个通道。然后,用玻切头切掉晶状体核,通常设置为低切割速率和中高负压,这样会让玻切头牢牢抓紧每一块碎片。切除核后,关闭切割,用玻切头吸除皮质,轻轻吸住皮质,略微沿圆周方向吸拉,拉到眼球中心,再打开切割模式——切除皮质物质。沿着各钟点方向重复这个操作,直到清除所有皮质。从平坦部切除晶状体时,每一下都要小心以免损伤前囊,以备将来若存在视力可将 IOL 植入睫状沟。如果切割了前囊膜也不用紧张——很多此类患者的视力恢复差，没必要植入 IOL，还可以行睫状沟缝线固定 IOL。对于老年患者，需要注意另一件事——此类患者的晶状体结构致密，可能需要粉碎器来去除晶状体，需要制作一个 20G 的巩膜切口（再扩大一点儿）插入晶状体粉碎器。晶状体核随后会被粉碎器乳化，再用玻切头清除皮质。如果视野条件允许，在碎核之前切除少量前部玻璃体是个好办法，可以避免玻璃体牵拉。然而，有的时候视野可能非常差而不能安全地进行前部玻璃体切割，在这种情况下，只能在玻璃体切割前去除晶状体。在一些病例中，根据伤口的入口位置，可能会像其他白内障手术那样，行超声乳化手术，这样便可以保留一个完整的囊袋以便日后植入 IOL。你可能是一个视网膜医师，但仍然可以行超声乳化手术。

　　眼球已经闭合，玻璃体切割也设置完毕，已经切除了外伤性白内障，现在可以开始切除玻璃体并取出眼内异物了。从中轴部切割开始，切割的过程中确定异物的位置及是否存在视网膜裂孔或脱离。如果异物落在玻璃体表面，那么可在制作玻璃体后脱离前取出异物，这样异物在取出过程中若掉落到视网膜上，后部的玻璃体可以起到软垫的作用（同晶状体脱位的处理）。然而，很多时候，眼内异物会在玻璃体下方嵌入视网膜。在这种情况下，必须先制作玻璃体后脱离，切除周边玻璃体，然后取出异物。抬高玻璃体后界膜的方法如前文所述，要注意，这些患者多为年轻人，玻璃体往往特别黏，使这个操作很具有挑战性。接下来，进行周边部玻璃体削切，注意解除异物和损伤部位周围的玻璃体牵拉（图 8-3）。眼内异物的实际取出取决于异物的大小和形状，但有点儿类似于去除脱位晶状体。行局部球结膜切开（如果还没有制作），扩

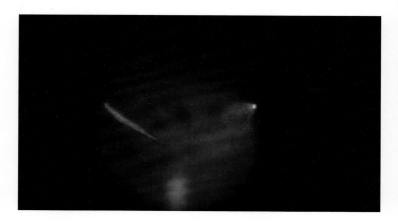

图 8-3 切除金属性眼内异物周围的玻璃体。注意位于颞侧黄斑区的损伤。

大巩膜切口,预估切口的大小可以取出异物(图 8-4 和图 8-5),切口最好做得略大一些。如果异物是金属材质的,可以用磁铁[4]。仅需将磁铁放到巩膜切口位置,向异物方向移动(图 8-6)。要知道磁铁的吸力很大,如果异物完全位于视网膜下,磁铁的吸力可轻易撕开视网膜。对于这种病例,使用磁铁前先用镊子将异物从视网膜下取出。同时,如果异物嵌在视网膜内,取出异物前先用激光光凝异物周围的视网膜,这样在异物取出后如果突发视野不清晰,可借助激光预防视网膜脱离。磁铁吸住异物后,将磁铁移向巩膜切口处,挪开全检影镜,通过扩大的巩膜切口拉出异物,或者用磁铁将异物固定在前部玻璃体腔,再用镊子夹住取出。无论怎样,经巩膜切口取异物时,都应该准备一把镊子,让助手轻轻用其把伤口张开一点儿,以便于异物取出(图 8-7)。如果异物不是金属材质的,或者较小伴有窄边,可用 MaxGrip 镊子(爱尔康)替代磁铁在眼内抓住异物(比使用磁铁更可控;图 8-8)。针对眼内异

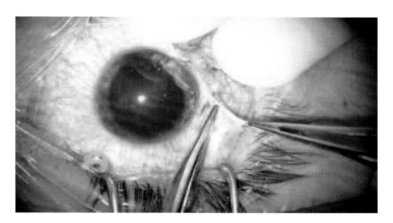

图 8-4 准备取出眼内异物,行局部球结膜切开。可见下方角膜伤口已经用 10-0 尼龙线缝合。

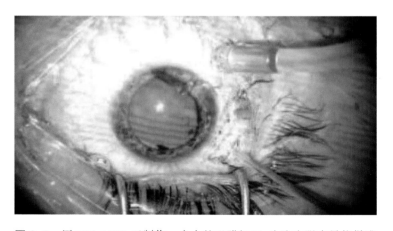

图 8-5 用 20G-MVR 刀制作一个大的巩膜切口,为取出眼内异物做准备。可见前房出血已经被冲洗干净,获得了一个清晰的术野。幸运的是,这个病例的晶状体可以保留。

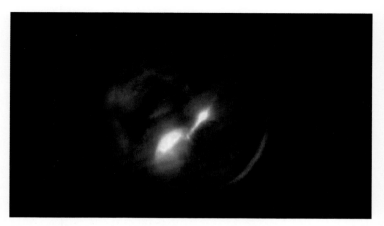

图 8-6 用磁铁吸住位于玻璃体腔的一个 BB 弹。

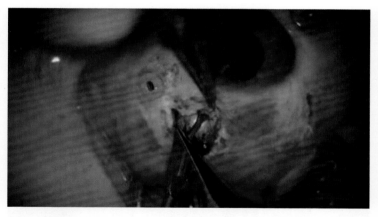

图 8-7 换用一个大的眼内异物镊子夹住 BB 弹,助手帮忙张开巩膜切口,取出 BB 弹。

物,市面上有多种型号的大镊子,大多数机构都有。对于特别大的异物,可以用一种可以张开很大、闭合时宛如"篮子"的镊子。当然,不管用什么器械取出异物,其步骤与使用磁铁相同。

　　眼内异物取出后,需要缝合巩膜切口(7-0 可吸收缝线很适合),这样接下来的手术操作才不会发生明显渗漏。应在视网膜损伤的周围行激光光凝固定（如果之前未完成）。事实上,如果术野尚可,360°预防性激光光凝也不错。如果存在视网膜裂孔或者视网膜脱离,那就常规完成激光光凝。手术结束需要关闭巩膜和结膜切口。眼内异物的入口通常会存在污染,预防性玻璃体腔注射抗生素是合理的。不管怎样,这些患者都应该被密切随访,因为发生外伤性眼内炎的风险很高[5]。

　　眼外伤的治疗极具挑战性,很多患者预后会很差。但另一方面,治疗方法得当也会让视网膜医师产生成就感。有时候,我们不仅可以保住患者的眼球,还可以让患者恢复不错的视力。玻璃体视网膜手术是一个非凡的医学亚专科。没有

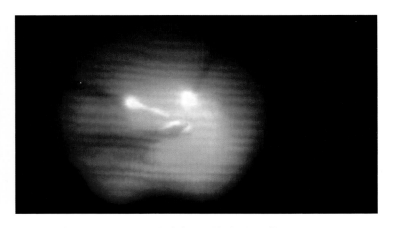

图 8-8　与图 8-7 对比,这个病例的异物较小且带有刃边,用 MaxGrip 镊很容易夹住。轻轻地将异物从黄斑区抬起,从眼内取出。

什么事可以比得上从患者视网膜下取出一大块金属并移除眼外,拯救了患者的视力。怎么可能还会想做别的事呢?

参考文献

1. Aaberg TM, Sternberg P. Trauma: principles and techniques of treatment. In: Ryan SJ, Wilkinson CP, eds. *Retina.* 3rd ed. St. Louis, MO: Mosby, Inc; 2001:2400-2424.

2. Aaberg TM. Management of hyphema, repair of iridodialysis, and repair of corneoscleral lacerations. In: Peyman GA, Meffert SA, Conway MD, eds. *Vitreoretinal Surgical Techniques.* 2nd ed. London, United Kingdom: Informa UK Ltd; 2007:470-483.

3. Pieramici DJ. Open-globe injuries are rarely hopeless: managing the open globe calls for creativity and flexibility of surgical approach tailored to the specific case. *Review of Ophthalmology.* https://www.reviewofophthalmology.com/article/open-globe-injuries-are-rarely-hopeless. Published June 15, 2005. Accessed December 21, 2018.

4. Wirostko WJ, Bhatia S, Mieler WF, McCabe CM. Removal of intraocular foreign bodies. In: Peyman GA, Meffert SA, Conway MD, eds. *Vitreoretinal Surgical Techniques.* 2nd ed. London, United Kingdom: Informa UK Ltd; 2007:492-502.

5. Chaudhry IA, Shamsi FA, Al-Harthi E, Al-Theeb A, Elzaridi E, Riley FC. Incidence and visual outcome of endophthalmitis associated with intraocular foreign bodies. *Graefes Arch Clin Exp Ophthalmol.* 2008;246(2):181-186.

结　论

　　我们没有介绍视网膜手术的所有内容,在这么薄的一本读物里做到这些是不可能的,但这难道不是视网膜成为一个如此伟大领域的部分原因吗? 视网膜涉及的内容太多了——这么多种类型的病例, 每种病例又有许多种可能的解决方法,还有那么多令人难以置信的变型。尽管如此,我们从手术准备和基本的玻璃体切割术开始,已经介绍了每种具有代表性的视网膜手术。现在,你已经读完了这本初级读物,可以准备进入手术室了,并潜心用基础玻璃体切割技术、基本扣带术、玻璃体切割联合扣带术治疗视网膜脱离。你已经准备好进行第一次剥膜,处理糖尿病病例,以及治疗眼内炎。你甚至准备好处理一些涉及晶状体的复杂情况和伴有眼内异物的眼外伤。用这本书作为你开展视网膜手术的起点,试一试这本"袖珍指南"所介绍的技术,但也要使用这些基本原则以帮助你尝试其他不同的技术。我们希望已经为你打开了视网膜的大门!

　　我们用"怎么可能还会想做别的事?"这个问题结束了最

后一章"眼外伤"的讨论。我们意识到,作为热爱我们所从事工作的视网膜医师,我们在这方面完全存在偏见,但我们真的这样认为。事实上,我们会觉得有幸成为玻璃体视网膜外科医师是一种荣幸。我们希望这本书对你的视网膜手术职业生涯有所帮助。毫无疑问,你在培训过程中会遇到各种困难。记住,很多技巧只有通过反复练习才能变得熟练。继续努力,你会熟练掌握它们的,尽情享受这个过程吧!

索　引